慈方中医特效真传书系

纬脉针灸特效疗法精要（疼痛篇）

贾海忠 著

中国中医药出版社

·北京·

图书在版编目（CIP）数据

纬脉针灸特效疗法精要 . 疼痛篇 / 贾海忠著 . —北京：中国中医药出版社，
2018.10（2019.8 重印）

（慈方中医特效真传书系）

ISBN 978 - 7 - 5132 - 5116 - 7

Ⅰ . ①纬…　Ⅱ . ①贾…　Ⅲ . ①疼痛—针灸疗法　Ⅳ . ① R245

中国版本图书馆 CIP 数据核字（2018）第 161021 号

中国中医药出版社出版

北京经济技术开发区科创十三街 31 号院二区 8 号楼

邮政编码　100176

传真　010-64405750

河北省武强县画业有限责任公司印刷

各地新华书店经销

开本 710×1000　1/16　印张 10　字数 152 千字

2018 年 10 月第 1 版　2019 年 8 月第 2 次印刷

书号　ISBN 978 - 7 - 5132 - 5116 - 7

定价　88.00 元

网址　www.cptcm.com

社 长 热 线　010-64405720

购 书 热 线　010-89535836

维 权 打 假　010-64405753

微信服务号　zgzyycbs

微商城网址　https://kdt.im/LIdUGr

官 方 微 博　http://e.weibo.com/cptcm

天猫旗舰店网址　https://zgzyycbs.tmall.com

如有印装质量问题请与本社出版部联系（010-64405510）

　　中西医结合一直是我关注的学术研究领域，我也为此付出了长期的学习和思考。自从毛泽东主席提出中西医结合的办医方针以来，中西医结合一直被医学界热烈探讨，特别是中医界。甚至，有人对于中医与西医是否能结合提出否定意见，并常常借此批评中西医结合将中医的发展带入歧途。

　　中医和西医是基于两个不同的思维而建立起来的医学体系。中医是古代科学的集大成之学，有其先天的早熟性。同时由于中医传承方式的封闭性，造成中医创世先贤的智慧以递减的趋势传承到现在。西医是随着文艺复兴和现代科学技术进步而发展起来的医学，主要是基于人体解剖和物质细分以及物质之间的化学反应而建立起来的。这自然决定了西医认识人的生命和疾病的局限性，这种局限性肯定会严重制约西医诊治复杂疾病的能力。

　　从中医和西医的特征看，两种医学体系有其天然的互补性，这就不难理解为什么毛泽东主席提出中西医结合。然而，在现实的医学实践中，中西医结合非常艰难且备受争议。这里犯了一个基本的战术错误，就是原本需要两个医学体系的高手长期互相探讨、研究和实践才能实现的医学融合，却通过广大的基层医生去实践，自然是成效甚微和争议不断。纵观学术的发展史，任何交叉学科的产生无不是两个学科的高手互学互鉴而产生的，更不要说两个如此复杂的医学体系交叉！

　　今天，我很荣幸读到贾海忠教授关于中西医结合的专著，该书是他经过 38 年不断地理论探研、全科医疗实践求证，矢志不移，不懈努力而写成的融合医学著作。在书中，他创造性地提出了贯穿融合医学体系的观念思想：以全方位动态审视病人的物质世界和精神世界；以病人"真实"的生命物质变化为基础；以"一"的整体观为认识起点；以阴阳之"二"为认识工具；以"一分为三"为认识和实践的基本准则；以"一分为多"为认识和实践的深化细化准则，将中医、西医的宏观 – 中观 – 微观三者有机融合，以期解决人类疾病。

　　贾海忠教授是位熟练掌握中西医知识和临床技术的专家，38 年的临床实践和矢志不移的探索使他成为熟练掌握这两个医学体系的高手，所以他能在中西医结合这条艰难曲折的道路上走出一条属于自己的成功之路。他在此书中提出的各种观点和治病方法，我由于不是临床专家，在此不做详细地评述，我留给此书的读者，特别是中西医结合专家，去思考和探讨，甚至批判和改进。在此我只对贾教授这种矢志探索中西医结合而建立崭新融合医学的精神而大声喝彩！如果我们的医学专家都能拿出贾教授这样的高度和广度来探索中西医结合之路，我们的国家一定会在不远的将来为世界贡献出一个崭新的医学，来解决全人类所面临的疾病。

北京中医药大学　徐安龙

戊戌年仲夏

史序

　　中西医学产生于不同的历史、文化、哲学实践背景，但医学的目的都是治病救人。生命科学是一深奥复杂的系统，虽然人类对此的探索从未终止，但我们的认知仍然是有限的，从不同的医学体系、多层面、多视角地学习、观察和实践，并逐步取长补短，有机融合，总是有益的。尤其长期扎根临床，亲临一线，有中、西两套医学体系的学习、思考和实践背景更难能可贵。贾海忠大夫三十多年的艰苦探索，特别是在现代化大型综合医院（中日友好医院）二十余年的学习实践，积累总结，厚积薄发，著成这套《慈方中医特效真传书系》。在这套书系中体现了其深刻的睿智、颠覆性的融合思维以及倾囊相授的博大胸怀。

　　先辈章次公大师约在一百年前已经提出"欲求融合，必先求我之卓然自立"。恩师朱良春强调"中医之生命在于学术，学术之根源本于临床，临床水平之高低在于疗效，所以临床疗效是迄今为止一切医学的核心问题，也是中医强大生命力之所在"，告诫我们临床疗效是中医安身立命之本，也是继承创新之源泉。

　　"医以德为本，验从善中来"，《慈方中医特效真传书系》将以慈悲为怀，不忘初心，"发皇古义，融会新知"，造福社会，为中西医融会增光添彩。

　　　　　　　　　　　　　　　　　　　　　　史载祥

　　　　　　　　　　　　　　　　　　　　　　戊戌初秋

自序

　　我从 1980 年步入医学领域后，就看到了中西医学知识、临床疗效的纷繁差异，遂立志要将中西医有机地融合在一起。

　　经过在河北中医学院、北京中医药大学及临床中刻苦学习中西医学知识，并经此后在中日友好医院等机构三十余年一线临床实践后我发现：中西医融合是历史的必然，从观点观念、医学思想、医学理论、诊断手段、防治技术各个方面，中西医都各有所长，完全可以融合在一起。

　　经过 38 年不断地理论探研、全科医疗实践求证，矢志不移，不懈努力，不但精研中西医学知识、观察中西医学各自的疗效差异原因，还广泛涉猎各种哲学思想，向同行们学习请教，我已初步创立了能够集优秀医学成就于一体的崭新的融合医学体系。

　　（一）在融合医学体系内，主要贯穿了以下观念思想

　　1. 观点：全方位动态审视物质世界、精神世界。

　　2. 以"真实"为基：①世间一切都是有条件地存在；②世间一切都是发展变化的；③一切变化都遵循因果规律；④客观世界具有时空无限性；⑤客观世界遵循质量守恒定律；⑥一切本质的变化都会通过现象表现出来；⑦客观世界可以被我们有条件地认知；⑧客观世界称为"真实"，符合客观世界的人类认知称为"真理"；⑨作为客观世界的元素，人可以有条件改变客观世界；⑩遵循客观规律才会知行无碍。

　　3. 以"一"为认识起点：即"整体观念"是融合医学体系的认识起点。

4. 以"二"为认识工具：中医的"阴阳学说"是最为具体的"一分为二"认识法，具有很强的实用性，沿用它可以保留中医最为合理的理论内核。

5. 以"三"为认识和实践的基本准则："一分为三"法是"一分为二"的深化，更加切合实际，非常利于指导具体实践。例如上中下、寒平热、湿平燥、低平高、三阴、三阳等，避免了"非此即彼""非此病即彼病"的不切实际的对立思维。

6. 以"多"为认识和实践的深化细化准则："一分为多"法比"一分为三"更加细化，更易把握事情的特点，更加有利于在整体观念把握下准确把握疾病细微特征，寻找"四两拨千斤"的解决方法。从而使中医五行学说及其运用成就可以得到传承，西医的各种细分理论也能得到很好地应用，各种优秀成果都能融会贯通。

7. 以"大容小"为指导思想妥善处理中西医理论的关系：在认识宏观、中观、微观的健康与疾病方面，中西医均有一定的认识；但在概念上，中医概念的内涵大、西医概念的内涵小。以中医概念为统领，以西医概念为补充，可以处理好中西医的理论融合。

8. 以"宜而优"为原则确立各种现有中西医理论和实践方法的取舍次第：所谓"宜"就是适合解决实际问题，所谓"优"就是效果好。

9. 以"简而优"为原则确立中西医治疗方法的取舍次第：所谓"简"就是操作简便，所谓"优"就是效果好。在融合医学体系内，不选择"繁而劣"的诊治技术。在没有"简而优"的诊治方法时，"繁而优"也可作为选择。一切以解决问题、保护健康为指归。

10. 传承创新，取长补短，走向完善：中医、西医均详于宏观－中观－微观，但传统中医重点关注整体内部的气化关系（气化医学），西医重点关注整体内部的形态关系（形体医学），而中医里"形与神俱"的心身医学，则重点关注整体内部的神形关系。"形态＋气化＋精神"的完美结合才能解决人类的大多数疾病。

（二）根据以上指导思想，我们在融合医学体系取得了以下成就

1．将"阴阳－气化－物质代谢"有机地统一在一起。

2．将"阴阳－解剖形态"有机地统一在一起。

3．将"五行－生长化收藏－变动发生规律"有机地统一在一起。

4．将"形－气－神－藏象"有机地统一在一起。

5．将"风（寒、热、燥、湿）、暑（湿热）、七情、外伤、劳逸、微生物、理化病因、社会病因等"有机地统一在一起。

6．将"化学药、草药、动物药、矿物药辨证应用和现代药理"有机地统一在一起。

7．将"望闻问切和实验室检查"有机地统一在一起。

8．将"保健养生的理论和实践"有机地统一在一起。

在以上系列成就的基础上，吸取广大医家的临床经验，通过全科医学临床实践验证，计划先期从如下方面全面奉献我们的实践经验：

1．《纬脉针灸特效疗法精要（疼痛篇）》

2．《纬脉针灸特效疗法精要（非疼痛篇）》

3．《经脉针灸特效疗法精要》

4．《极联与功能单元理论针灸特效疗法精要》

此外，还将总结并推出循环系统、神经系统、血液系统、呼吸系统、消化系统、泌尿系统、生殖系统、皮肤系统、运动系统、结缔组织系统、视听系统以及精神系统 等疾病的诊治真传，并着力思考总结融合医学体系的基础学科。

致 谢

感恩父母把我生在这个特殊的历史年代，能够在中西医学剧烈冲突与融合的时代从医。

感恩创立并完善辨证唯物主义、道教、佛教的古圣先贤，是他们的思想让我站在了恰当的高度，看透医学纷争的真相，为融合医学的完善找到了解决方案。

感恩我的恩师李少波教授、史载祥教授、薛伯寿国医大师、鲁兆麟教

授及所有在不同时期给予我教导的老师，感恩所有给我成长成熟提供帮助的患者和朋友。

感谢北京中医药大学校长徐安龙教授和恩师史载祥教授为本丛书作序，感谢中国中医药出版原社长王国辰、现任社长范吉平、策划编辑刘观涛和各位编辑朋友，感谢为本书出版付出心血的弟子们。

感谢爱妻张新兰几十年如一日地陪伴支持，感谢爱子贾岱琳传承发扬融合医学事业。

俗话说"愚者千虑必有一得"，书中所述皆作者"千虑之一得"，定有不妥，还望同道不吝赐教，以资再版采纳后分享给读者。

贾海忠

2018 年 7 月

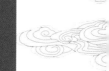

CONTENTS **目录**

总 论		

第一章　为什么针刺可以止痛 ·· **5**

　　针刺能不能直接疏通经络 ·································· 6

　　是"调神"而不是"安神"或"醒神" ·················· 6

　　是"调卫"而不是"通卫" ································ 8

　　是"调血脉"而不是"活血" ·························· 8

　　是"调津液"而不是"祛痰饮" ······················ 9

　　是"调脏腑"而不是"补泻脏腑" ···················· 9

　　是"调阴阳"而不是"补泻阴阳" ··················· 11

　　"调"的实质是什么 ································ 11

第二章　针刺止痛有无特异性 ··························· **15**

　　非特异性止痛现象 ·································· 16

　　特异性止痛现象 ···································· 17

　　针刺止痛与药物止痛的差异 ························ 18

第三章　如何看待众多的针刺疗法 ··················· **21**

　　针刺工具的多样性 ································· 22

　　针刺学说种类的多样性 ···························· 23

第四章　针刺止痛速度有多快 ························· **25**

第五章　针刺止痛效果能维持多久 ··················· **27**

第六章　针刺止痛频度如何安排 ····················· **29**

第七章　带脉的功能和启发 ·· **31**

何为脉 ·· 32

中医的带脉在哪里 ·· 32

带脉的功能 ·· 33

非带脉区经脉如何约束 ·· 33

纬脉概念的提出 ·· 34

第八章　用中医思维驾驭现代医学知识会产生怎样的结果 ·········· **35**

纬脉的数目（43 对） ·· 36

纬脉的层次 ·· 49

纬脉层次之间的关系 ·· 51

纬脉病变的层次特征 ·· 52

纬脉病变的成分特征 ·· 54

针刺深度与纬脉层次调节 ·· 57

纬脉感应与针刺部位的选择 ·· 58

纬脉理论临床应用的巨大价值 ·· 60

第九章　用好纬脉理论必须记住的体表标志 ·············· **63**

问答环节 ·· 67

各　论

第一章　头面部疼痛（19 种） ·· **75**

枕部头痛 ·· 76

颠顶疼痛 ·· 77

颞侧头痛 ·· 78

前额头痛 ·· 78

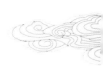

眉棱骨痛 ·· 79

眼睑疼痛 ·· 79

结膜疼痛 ·· 79

眼球疼痛 ·· 79

鼻痛 ·· 80

下颌关节痛 ··· 81

腮腺疼痛 ·· 81

牙龈疼痛、牙齿肿痛 ·· 81

腭部疼痛 ·· 82

口腔溃疡疼痛 ·· 82

舌痛 ·· 83

鼻咽痛 ·· 83

口咽痛 ·· 83

喉咽痛 ·· 84

耳痛 ·· 84

第二章　颈部疼痛（8种） ······························· **85**

甲状腺疼痛 ··· 86

胸锁乳突肌疼痛 ··· 86

侧颈部疼痛 ··· 87

后颈部疼痛 ··· 87

上颈部疼痛 ··· 89

中颈部疼痛 ··· 89

下颈部疼痛 ··· 89

咽喉疼痛 ·· 90

第三章　肩部疼痛（7 种） ··· **91**

　　锁骨疼痛 ··· 92

　　肩前屈疼痛 ··· 92

　　肩外展疼痛 ··· 92

　　肩后伸疼痛 ··· 93

　　肩胛冈上疼痛 ··· 93

　　肩胛冈下疼痛 ··· 93

　　肩胛缝内疼痛 ··· 93

第四章　上肢疼痛（19 种） ··· **95**

　　上臂前侧疼痛 ··· 96

　　上臂后侧疼痛 ··· 96

　　上臂外侧疼痛 ··· 96

　　上臂内侧疼痛 ··· 97

　　肘窝疼痛 ··· 97

　　肘外侧疼痛 ··· 97

　　肘内侧疼痛 ··· 98

　　肘后疼痛 ··· 98

　　前臂屈侧疼痛 ··· 98

　　前臂桡侧疼痛 ··· 98

　　前臂尺侧疼痛 ··· 99

　　前臂伸侧疼痛 ··· 99

　　腕关节屈曲疼痛 ··· 99

　　腕关节外展疼痛 ··· 99

　　腕关节内收疼痛 ··· 99

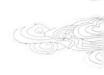

腕关节伸展疼痛 ·· 100

掌部疼痛 ·· 100

手背疼痛 ·· 100

五指疼痛 ·· 100

第五章　胸背胁肋疼痛（27种） ··············· **101**

第 1 肋间背痛 ·· 102

第 2 肋间背痛 ·· 102

第 3 肋间背痛 ·· 102

第 4 肋间背痛 ·· 102

第 5 肋间背痛 ·· 103

第 6 肋间背痛 ·· 103

第 7 肋间背痛 ·· 103

第 8 肋间背痛 ·· 103

第 9 肋间背痛 ·· 104

第 10 肋间背痛 ··· 104

第 11 肋间背痛 ··· 104

第 12 肋间背痛 ··· 104

第 1 肋间胸痛 ·· 104

第 2 肋间胸痛 ·· 105

第 3 肋间胸痛 ·· 105

第 4 肋间胸痛 ·· 105

第 5 肋间胸痛 ·· 105

第 6 肋间胁肋痛 ·· 105

第 7 肋间胁肋痛 ·· 106

第 8 肋间胁肋痛 ·· 106

第 9 肋间胁肋痛 ·· 106

第 10 肋间胁背疼痛 ······································ 106

第 11 肋间胁背疼痛 ······································ 106

腰腹腹股沟疼痛 ·· 107

心绞痛 ·· 107

乳房疼痛 ··· 107

吞咽胸痛 ··· 108

第六章　腹部疼痛（7 种） ····················· **109**

剑突部位疼痛 ·· 110

上腹疼痛 ··· 110

中上腹痛 ··· 110

脐上腹痛 ··· 110

脐周疼痛 ··· 111

脐下腹痛 ··· 111

腰腹腹股沟疼痛 ··· 111

第七章　腰骶尾疼痛（7 种） ·················· **113**

第 1 腰椎区痛 ·· 114

第 2 腰椎区痛 ·· 114

第 3 腰椎区痛 ·· 115

第 4 腰椎区痛 ·· 115

第 5 腰椎区痛 ·· 115

骶部疼痛 ··· 115

尾骨疼痛 ··· 116

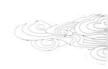

第八章　会阴部疼痛（4种） ···················· **117**

　　阴茎与睾丸疼痛 ···················· 118

　　阴道疼痛 ···················· 118

　　会阴疼痛 ···················· 118

　　肛门疼痛 ···················· 119

第九章　臀胯疼痛（3种） ···················· **121**

　　臀部疼痛 ···················· 122

　　髋关节疼痛 ···················· 122

　　坐骨结节疼痛 ···················· 123

第十章　下肢疼痛（20种） ···················· **125**

　　股外侧疼痛 ···················· 126

　　股后外侧疼痛 ···················· 126

　　股后内侧疼痛 ···················· 127

　　股前侧疼痛 ···················· 127

　　膝关节内疼痛 ···················· 127

　　髌骨疼痛 ···················· 127

　　胫骨内侧髁疼痛 ···················· 128

　　胫骨粗隆疼痛 ···················· 128

　　胫骨外侧髁疼痛 ···················· 128

　　小腿外侧疼痛 ···················· 128

　　小腿内侧疼痛 ···················· 128

　　小腿后外侧疼痛 ···················· 129

　　踝关节疼痛 ···················· 129

　　外踝部位疼痛 ···················· 129

内踝部位疼痛 ………………………………………… 129

足跟疼痛 ……………………………………………… 129

脚掌疼痛 ……………………………………………… 130

足大趾外翻疼痛 ……………………………………… 130

趾跟疼痛 ……………………………………………… 130

足背疼痛 ……………………………………………… 130

第十一章　针刺止痛辅助治疗秘籍 ………………………… **131**

调神辅助：话术 ……………………………………… 132

调气辅助：呼吸行针法 ……………………………… 133

运动辅助：太极操 …………………………………… 134

药物辅助 ……………………………………………… 135

问答环节 ……………………………………………… 136

楔子

　　今天我们讲的重点是疼痛，大家应该都体会到对于疼痛我们的针灸治疗效果不错。但是我工作这么多年，觉得还不是很好，所以后来我们运用中西医结合的方法，效果很好。我是从上大学开始到现在，一直致力于中西医结合理论和临床研究。可能大家会说贾老师您是在中日友好医院中西医结合心内科工作，您怎么还讲针灸呀！包括我院一些医生，都说"不知道贾老师针灸很好"！其实上大学的时候，我就最喜欢针灸！但为

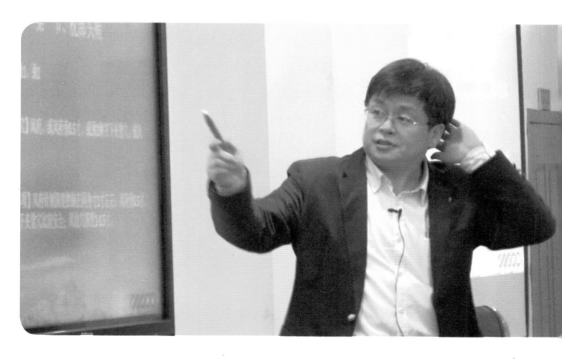

什么没有去针灸科呢？因为针灸科的病种太单调，不是痛症就是瘫症，内科病人没有人去针灸科，针灸仍属于冷门。所以说我选择到内科、急诊工作。这样的话，针灸可以运用到任何领域。我最喜欢理论，但是为什么不到大学教书，不留校当老师呢？因为我觉得没有临床的经历，任何理论都是空谈。空谈落不到实处，那这个理论会耽误自己的生命，耽误学习的人，更重要的是耽误病人。所以我最喜欢理论，但没有留在学校；最喜欢针灸，但没留在针灸科。

今天我们首先交流疼痛。

今天本来说的是 80 种疼痛治疗，但是我备完课后发现我给大家解决的是 121 种疼痛，121 个不同部位的疼痛，但是想要掌握、记住还是不容易的！所以说我们还得从理论开始，因为懂得理论之后，你再记这个东西，即使记不住，不知道叫啥，也知道从哪选穴，疗效很好。所以这个讲座分两个部分：一个是总论，不涉及具体穴位；一个是各论，涉及 121 种疼痛的治疗选穴。

我是从 8 月 1 号（2016 年）正式辞职来创业。今年是 52 周岁，公岁 26 岁，相当于大学毕业。前面工作的 30 多年就翻篇了，那么从现在开始重新创业，为弘扬中医实实在在地做点儿事儿，不光是讲，也要干。

总论

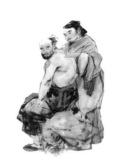

下面我们开始讲总论。

今天这个题目，叫纬脉理论的针灸临床应用。大家一看，纬脉这是个啥啊？第一次看到这个词。这就是我们创新的地方。因为在针灸理论里面、书里面没有讲过。今天来的有的是针灸系毕业的大学生，有的是在校的学生，也有的是老专家。但是，这个纬脉，是我首次提出来的。所以说，今天的内容，是全新的内容。大家可能听起来，会有"消化不良"的。不过，大家的手头都有讲义。以后还会有配套录音，如果今天没听明白，还可以反复再听。好，第一章我们讲这个总论。

第一章

为什么针刺可以止痛

针刺能不能直接疏通经络

第一，我们先讲为什么针刺可以止痛。针刺止痛，大家都知道。现在在国际上也都是很认可的。但是，我们在讲的时候，一直讲是疏通经络止痛。那么这个针刺到底能不能疏通经络，如果说不能疏通经络的话，那它又是怎么止痛的呢？其实这一直是困惑我的问题。因为我们中医讲"不通则痛"，那到底是不是"不通则痛"？首先我们大家有一个体会，我们扎上针以后，是不是疼痛啊？扎针的时候痛不痛呢？痛！那到底是痛导致的不通，还是不通导致的痛呢？是疏通经络吗？这是不是矛盾了？那这个针到底是疏通经络呢，还是阻滞经络？它要不阻滞，是怎么引起的痛？我们中医一直在讲么，不通则痛啊。所以说我一直在思考这个问题。那么到底是疏通还是不疏通呢？我们要分开来讲。因为我们人体，不光是有经络，这个一会儿我们展开讲后大家就知道了。我这里就先提出来这个问题。

是"调神"而不是"安神"或"醒神"

那么，还有一个，就是我们讲针刺镇痛机理的时候我们讲调神，还是安神？因为我们讲这个病人失眠了，给扎一针，就休息了；烦躁了，扎一针，安静了；睡着了，扎一针，清醒了。这个我们在临床上经常会有这样的感受。在学校学的时候，老师会说哪个穴位是醒神的，哪个穴位是安神的，是不是这么讲的？但是，我在临床上领悟到根本不是那回事。比如风府穴，它治疗失眠，是我在临床上验证的一个非常有效的穴位，这个穴位实际上是从哪儿得到启发的呢，是从《黄帝内经》里面，在讲睡眠理论的时候，它讲这个"卫气入则寐，出则寤"，对吧！我们学过中医都知道，卫气出来了，人就清醒了，晚上它进去了，人就休息了。《内经》里面同

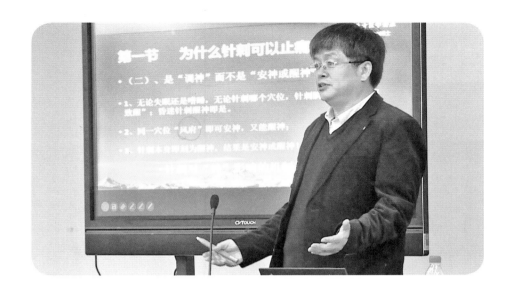

时也讲了，说这个风府啊，是卫气出入的交汇点。那我就在想，虽然书上没有讲过这个风府能治疗失眠，但是讲了睡眠的机理，与风府是有关的，因为它是这个卫气进出的关口。那我就想能不能用针刺风府的办法解决失眠，结果临床一用非常灵。曾经在门诊有个患者，说36个小时没睡了，扎上针，在诊床上一趴，几分钟就睡着了，坐在凳子上差点就掉下来，就这么迅速。我的徒弟，针刺风府治疗一个70岁的女性医务人员，她几天睡不着觉，下午扎完4点钟从门诊回去睡到第二天早上8点，那也就是说效果非常好。如果是这样的话，我们是不是说这个风府穴具有安神作用呢？是不是具有催眠的作用呢？好，那我就在临床上试试。后来门诊又遇到嗜睡的患者，他候诊时坐在凳子上都要睡着了，还是扎风府，一针扎上去立即清醒，就觉得眼前亮了，然后就不困了。所以说，我们针灸治病的道理，不是说安神或醒神，关键是调神。那么调神呢，它是和穴位相关的。所以说针灸治病的机理搞不清楚的话，好多理论容易误导我们，我们书上很多讲的其实是错的。所以针灸治神，既不是安神也不是醒神，而是调神。

是"调卫"而不是"通卫"

那么还有一个，我这里提出一个"卫"的概念。刚才，我的徒弟还说她刚答辩完，说这个"卫"就是神经，结果好多答辩老师都不知道是怎么提出来的这个说法。我们中医讲卫气、营气的时候，卫气的特点大家还记得吧？从分布部位上来讲，是"卫行脉外，营行脉中"，对吧？那这个卫气是一定不在血管里面的，是在血管外面。另外它还有一个特点，什么特点？"慓疾滑利"，就是非常迅速，反应非常迅速，那么这个反应迅速在我们体内，如果从西医的角度来看的话，我们体内反应速度最快的就是神经系统，中医里面没有神经，统统都归经络里面去了。实际上我们要再细分，现在我们的这个中医学，如果和西医学结合起来以后，你就会发现中医里面讲的很多东西在西医学都可以找到它真实的部位。那么通过这些特点，我们就发现，它是一种神经效果，刚才讲失眠的时候、睡眠的时候我们也讲了，那睡眠是谁在管呢，还不是神经系统吗？所以说，卫气指的就是神经系统。我们生病的时候，先是卫气病，然后再进入下一步——营，卫、气、营、血，是这么一个层面顺序。我们睡觉的时候特别容易受凉，就是因为卫气功能在睡觉的时候弱了，就容易生病，所以说卫就是神经。那么我们针刺是使卫气保持通畅吗？也不是，神经功能亢进，扎上针以后，它就能产生一种抑制效应，如果是神经功能低下呢，扎上去以后它产生一种兴奋效应。所以说它仍然是一个调，而不是这个醒神、那个安神，不是这样的。

是"调血脉"而不是"活血"

另外我们在讲经络的时候讲经络是运行气血的通路，这个是很模糊的一个概念，到底是气还是血，还是气血都在里面？其实这是最影响我们认同中医、相信中医的地方。你光看书里面的文字，你觉得明白，一到实际中，到人身上，就觉得没法理解了。我们前边讲了卫是神经，那剩下的就是这个血脉。这个在我们中医里面讲得很清楚，营血是运行在脉中的。那么我们说针刺止痛，经常说针刺能够理气、活血，其实针刺能活血吗？你们见到的应该都是扎上针痛了，拔完针出血，是不是？你见不到活血，你看到的是产生新的瘀血，所以说用活血来解释针刺镇痛、止痛的机理，似乎也不是那么容易让人信服。因为扎上针后第一个反应就是血管收缩，如果大家仔细观察的话，你会看到那个针往身上一扎，首先那个针周围皮肤是变白了，紧接着呢，是变红，然后有红晕向周围扩展，是不是这样的？所以说首先是血管收缩，也就是使瘀血加重，然后呢？是血脉的通畅，那你说针刺到底是通血脉，是活血，还是什么？实际上还是一个调，归根到底还在一个"调"上。

是"调津液"而不是"祛痰饮"

再一个就是我们在临床上也经常会说痰多了，扎扎针，痰少了。拉肚子呢？我们扎针，能让他不泻。你会看到书上写的，这个穴位能够生津止渴，那个穴位能够化痰，其实扎针怎么就能化痰了呢？能化痰吗？能生津吗？不能。可它确实产生了这个效果。也就是说，针灸啊，它不能够直接祛除痰饮，它也不能够直接利水消肿，它仍然是一个调。那么这个调，大家听起来就比较困难了，它怎么调的呢？实际上它不是直接调整津液的病变，而是通过调整脏腑功能，间接起到这么一个作用。

是"调脏腑"而不是"补泻脏腑"

我们经常在说，我们有补泻手法，虚了应该怎么补，实了应该怎么泻，讲了很多，我不知道大家是怎么看待这个问题的，但是我相信大家就那么去操作，但是如果那么操作有效，你还能够产生信心，如果做完了，效果并不是那么好的话，你一定会产生怀疑，因为我也是从对中医的怀疑走向对中医的坚信的。我上大学的时候，我就怀疑经络是否存在，是因为我练了真气运行，我体会到了经络的循行，才认可了经络的存在，要不是这个，那我可能对中医的信心就没这么坚定，也可能不会有今天坐在这儿给大家讲中医、讲中西医结合的机会。那么我们在讲补泻的时候，大家来看看，我们讲补气药呢，还能说这个能补气，但是针呢？首先这个针里面是没有气的，不可能因为你扎上一针给他补了什么气，给他补了什么东西，都是没有的，对不对？所以说不存在你说补的问题。针里面呢，也没有邪气，你也不可能直接通过针然后给他增加了让他导致疾病的邪气。所以说，在调整脏腑上面，也不是补，也不是泻，还是一个调。因为我们自身有巨大的调节能力。可能这点在书里看到、强调得比较少，但是结合我们的生活经历就知道了，我们经常说有些病是不是不治也好了？好了，是什么原因？是补了，还是泻了？都没有，但是他好了。也就是说我们体内具有强大的自愈能力。我记得一个已经过世的国医大师讲过，他是西学中的，他说，以前俄罗斯人做过一个实验，说要杀死一个细菌，体外需要的药物量是体内的 6 倍。大家想一想这是什么意思呢？也就是说，你用进去这个药，只需要 1/6，就能够把这个细菌给杀死，但是在体外呢，需要用6 倍。好，大家算一算就知道了，那 5/6 的力量来自于自身。所以说针刺治病，它的机理和中药治病机理一样，都是在调动自身脏腑功能让他痊愈的。你看我们中药的清热解毒药，体外试验跟抗生素、激素比差远了，但是用了疗效一点儿也不差，为什么呢，因为我们调动的是人体 5/6 的力量。他们用的只是 1/6 的力量，那就差多了么，对不对？所以说中药呢，单独拿出来在体外做实验，跟西药没法比，但是一到人身上，就大不一样了。

是"调阴阳"而不是"补泻阴阳"

我们经常说针灸是调整阴阳，调整阴阳也不是说能够补泻阴阳，因为针中是没有阳气的，针中也没有阴气，针中也没有邪气，所以说它既不补阴也不补阳，也不伤阴也不伤阳。它仍然是一个调阴阳，因为在人体内，有阴阳分布障碍的时候，我们通过针刺调节让它达到一个平衡有序，就像这个门，我们只要把这个门打开，进出有序，那我们的空气就能保持一个清新，如果不是这样，你关上它，那就这边浊，那边清，就好像出现了阴阳失调，那你打开门的时候，并不是打开门的这个人让空气变得好，而是它自然形成了一种流动，自动调整过来的。所以说我们中医治病真正的科学道理就在一个调上，那么深层次的道理是因为人体自身具有非常强大的自我调节能力。后面我会讲一讲这个针刺为什么能够止痛。

"调"的实质是什么

那么最后一个就是调的实质。大家看，我概括了几个方面，一个是调节卫脉，大家注意了，我这里加上了脉，为什么叫调节卫脉？我们把什么东西叫成脉？一会儿我要讲"脉"这个词到底是什么意思。再一个就是调节血脉，调节血脉就是通过局部环境的改变，来调整人体。那么这个调节卫脉呢，扎上针以后就使疼痛介质，就是引起疼痛的化学物质消耗掉了，消耗掉了就没有了，痛就轻了。把致痛物质都给耗竭了，那么它就出现了什么呢？感觉阈值的提高。也就是说，原来你给我扎上针，我非常敏感，然后再扎就不敏感了，也就是感觉阈值高了。如果你们经历过一些外伤病人的话就会体会到。我记得有一次，有一个做饭师傅，他负责压面条，他把手伸到了压面机里面，指头整个被卷进去，然后他又再抽回来，手指两边都裂了，出血，剧烈疼痛。结果我在陪他到医院外科清创的路上，他说现在不痛了。你想想那样一种情况，本来是剧烈疼痛的，为什么不痛了？其实一个是导致疼痛的神经介质被消耗掉了，还有一个是产生了更多的镇痛物质，所以疼痛剧烈之后反而继发不痛了，那么他不痛了，疼痛物质又开始集聚，镇痛物质的产生能力也减弱了，所以他就又开始疼痛。所以说这个止痛的机理要知道，针刺首先是痛，然后是对这个痛的耐受，紧接着就是不痛。既然针灸是调神，那么调神怎么止痛？大家和我年龄相仿，我估计都看过《小兵张嘎》，是吧？屁股上子弹打进去照样跑，不觉得痛，等他停下来了，才觉得痛，是不是这样？那也就是说，当你关注它的时候，它就敏感，当你不关注它的时候，注意力在别的地方的时候，它就不敏感了。所以说我们在临床上治疗的时候要移神，要转移注意力，这样他疼痛程度就有所缓解。所以说调卫，除了物质的层面还有神的层面。

再一个就是调整血脉。刚才我说了扎上针的这个反应。另外这里又提出一个概念，"毗联脉"，毗联就是我们所说的直接的互相连接关系，这就是我们今天要讲的纬脉，另外还有经脉，这是两大体系，两个部分，两种规律。那么还有一种就是极联关系，比如痔疮患者的上唇系带有结节，如果给它划破了，痔疮就轻松了，甚至就好了。为什么上边就能治疗下边？它们之间到底是什么关系？这也是我们另外一讲要讲的内容，就是极联关系怎么指导针灸临床。 再一个就是层联关系，层联关系是什么呢？比如人体最外面有皮肤，皮肤下面有皮下组织，然后有肌肉、有骨骼，再深处是脏器。层联关系就是讲一层一层之间是什么关系。比如刮痧能治疗腹泻，能治疗腹痛，能治疗咳嗽，你没有刮肺也没有刮气管，这是如何治疗的呢？道理究竟是什么呢？其实这里就涉及层联关系。为什么刮背能治好咳嗽，但是刮脚就没有那么好呢？这都是有规律的。层联关系我们不专门讲，会在讲纬脉、经脉以及极联关系时穿插到里面去。

最后我们就知道镇痛的机理有两个字，第一个，首先是"忍"，针上去首先是疼痛，你需要忍受，随着忍受能力的增强，你就具备了"容"的能力。就像从小就在苦难中长大，你克服困难的能力就很强。对别人来讲是困难的，对你来讲就不是。为什么？你的容的能力得到了锻炼。针刺、点穴和拍打都是如此。先是痛，痛能够忍受了，其他的就感受不到了。所以说针刺镇痛的机理首先是"忍"，然后是"容"，通过调以后，由"忍"到"容"这是一个过程。最后概括起来，用现代的医学术语来说，针刺应激及适应就是针刺镇痛的根本原理。所以我不太同意用疏通经络来解释针刺镇痛。

总论 · 第一章 为什么针刺可以止痛

第二章

针刺止痛有无特异性

非特异性止痛现象

下边我们讲总论里边的第二节，就是针刺镇痛有没有特异性，为什么要讲这个呢？我们大家可能学过各种针法，我就不一一列举了，现在各种针法都有，什么头针、鼻针啊太多了，咱们就不细讲了。但是好像你用哪个治疗，都有一部分人有效。甚至，头痛，你就随便扎一个穴位，它都有效，那是不是就不用学针灸了呢，那随便扎就是了。所以说针刺止痛的非特异性，这是一个临床客观存在的现象，因为我们在临床上，不管你针刺哪个部位，它都会产生镇痛物质，这种镇痛物质会随着血液到全身各处，也就是说对于其他地方也能产生镇痛作用。同时针刺它也是调节神经，调节我们的精神，它也可以起到一个疼痛转移的作用。所以说它的非特异性在临床上就可以理解了。另外从我们人的发育来讲，本来一个人就是一个受精卵、一个细胞，然后变成了这么一个整体的一个人，它们之间本来就是相互联系的，不是说头上的细胞和脚上的细胞没有关系，它们的联系仍然是存在的，只不过是我们的认识水平没有达到，找不到它们之间的这些联系。所以说，它的非特异性是它的进化过程，以及整个生理、病理之间的关系决定的。我们举个例子，天枢穴大家可能在临床上主要用于治疗肚子痛、拉肚子，但是我在临床上用得比较多，这个可以用于哪些病呢？首先，肚脐周围痛，我们针刺天枢是有效的。再一个，腰痛，我记得咱们发过这样的视频，针上去以后腰立即不痛了，它能治腰痛。还有我印象比较深刻的一个案例，就是哈萨克斯坦的一个患者，是一个医生的夫人，她就是半边身痛，然后我就告诉她爱人，我说你就给她针右侧天枢，然后配着吃中药，她在北京住了有两周左右的时间，然后这个半身疼痛就没了。那你说这个天枢与半身疼痛有啥关系？为啥它能治好？这里边也都是有很多道理，这个以后我们在"极联关系"里面去讲。也就是说同一个穴位，可以治很多部位的疼痛，另外，同一个部位的疼痛，我们可以用不同的穴位。咱们就拿这个腰痛来举例，刚才说了天枢能治腰痛，还有哪儿能治腰痛？我想大家应该知道很多，可能最常见的，就是腰部扎针，是吧？但是我告诉大家那是最不好的，疗效是最差的。还有呢，针刺人中治腰痛也很好。记得我大学实习的时候，在针灸科，有一个病人腰痛，来针了好多次了，好的比较慢，后来老师没在，我想着可逮着机会让我自己动手了，就用针灸歌赋里边一个治疗腰痛用的穴位——人中，我就给他扎人中，结果扎上人中了我就说搬凳子，他原来是不能弯腰的，扎上去以后就可以把凳子搬起来，"咦，效果这么好！"我说这都是前面效果的积累。所以说，人中治腰痛很好，但是扎人中很痛苦，大家可以试一试。人中穴为什么能够醒神，能够让昏迷的患者清醒？它的刺激强度非常大，是人体最高的，人中穴也是最敏感的。那么还有哪能治腰痛呢？还有人说，攒竹穴可以治腰痛。也确实是，你针上去以后还真能治腰痛。那么再往后看，天柱穴可以治腰痛，确实是可以，也没有问题。然后腰部的穴位几乎每一个可以说都能治腰痛。但是大家不一定用那么多。还有腿上呢，腿上的这些穴位治腰痛也是很好的。这就是说，同一个部位的疼痛可以选不同的穴位。但是该怎么选最好？这要根据患者具体情况来定。所以说，非特异性这个现象，在临床上是非常普遍的。

特异性止痛现象

特异性止痛现象我们刚才说了，有些部位你扎上去，想治另外一个部位的疼痛，结果没有好，有些你扎上去，立即就止住，迅速就好了。这就说明这个穴位的特异性还是存在的。因为只有特异性才有特效，所以说特异性是我们要好好掌握的，非特异性是我们要了解的。你实在记不住的时候，你就针几个穴位，也能有效，但是不能那样去当大夫。那样当大夫的话，患者慢慢就不认可你了。因为人家自己敲敲哪可能也会好的。同一穴位只对某些部位疾病效果好，对另一些效果就差。比如说，跟腱，这个针灸书上是没有的，这是我的师父李少波老师他们家的祖传，可以治疗很多疾病，疗效很好。当时他传我的时候，我说师傅，书上讲针的时候一定要避开这个筋，肌腱，是吧？要避开它。结果他家传的就是专扎这个，回来以后我就验证，疗效极好。这个我非常常用，因为这个方便，不管天冷天热，把袜子脱下来，露出脚跟就可以了，操作起来极其方便。那么这个穴位对什么疾病效果特别好呢？你比如说小腿痛，腿肚子痛。你扎上去以后，一般来讲不超过 5 分钟，就止住了，非常快。因为我每周都爬山，发现很多人爬山以后腿酸痛，我就想不如在山底下开一个诊所，专门治爬山的这个腿痛，一针就解决了。如果怕扎针呢，你就给他做跟腱的按摩，捏也能管事。所以说它对这种疼痛是特效。它对腰痛也有效，也是不错的，后边我们会讲，讲完你就知道为什么这些穴位特异性效果这么好。再一个就是某个部位的疼痛，只对某一个穴位反应最敏感，其实这是一个问题的两个方面。就是这个部位痛，你就针这个穴位，针别的穴位效果不好。这就是疾病和选穴之间的特异性的关系。

针刺止痛与药物止痛的差异

我们在临床上只要涉及疼痛，有的时候针灸解决不了的时候，会让患者吃一些止痛药。作为一名医生，我们会去思考，这个针刺止痛和药物止痛，它有什么差别？当然，最大的差别就是这两个方法不一样。但是原理上有没有不一样？这是我们要思考的。针刺止痛呢，它是这样的，针刺止痛部位的准确性要远远超过药物，也就是说，我想治哪个部位疼痛，我只需要针哪一个穴位，或者哪两个穴位，就解决了。但是你要吃止痛药的话，它是从全身吸收进去以后，从全身到局部，产生止痛作用的。比如说我吃完了，其实止痛药全身哪儿都有，不光是往头上走，对不对？但是针灸就不一样了，它是从局部开始，然后可以影响到全身。这也就解释了为什么有时候全身疼痛，针一个穴位，然后他整个全身痛都没有了。昨天有一个患者，全身疼痛，来了以后我就给他针了一个穴位，背部就针了一个中枢穴，针上以后一会儿，全身疼痛就明显缓解。还有的时候，我会用一个叫筋缩的穴位，筋缩穴，这个治全身疼痛也很好。你就不需要胳膊上也扎，头上也扎，身上到处扎，不需要，有这一个穴位，你扎上以后，全身就好多了。这名儿起的也挺好的，"筋缩"，是筋脉挛缩导致的全身痛，就针这个穴位，就很好。其实我们针灸里面每一个穴位，它名字都不是随便起的。就刚才我提到的一个中枢穴，是中枢神经的那个中枢，一会儿我们会讲到。中医起的这个名字非常妙，妙到和现代医学的解剖学竟然那么完美地结合在了一起。

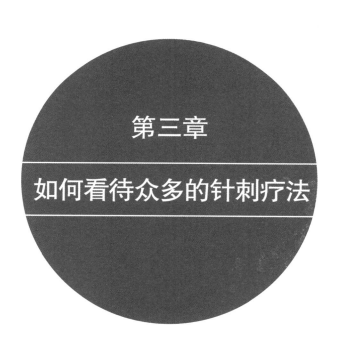

第三章

如何看待众多的针刺疗法

如何看待众多的针刺疗法？针刺疗法可以说在我们中医里面是非常丰富多彩的。我那里有针刺疗法的各种书，书中从猪鬃针一直到我们用的金针、银针，各种的都有。但是看完了以后你就发现，这里面只有一点东西是不同的，剩下的穴位经络全都是一样的。那么这么多的针刺疗法到底哪个好？谁都说谁的好。但是，我觉得还是要正确地看待他们，各有各的特点。

针刺工具的多样性

首先我们从针具的形态上来讲。针具，你看有毫针，有粗针。还有长针、短针、巨针、三棱针、针刀、钩针各种针具，前段时间在微视频里面流传着一个，我不知道你们有没有人看到，弄那个脖子，弄一个大针刀插进去，然后来回捅。这叫什么？巨针疗法是吧？我看了都觉得残忍。我不会这么去用。因为就算教我我也不会用，你再好我也不会用，因为我觉得已经不是中医的味道了，已经不是中医，而且他那个不够灵巧，所以说我不会去学的。但是我们要知道，这些东西真是太丰富多彩了。但是他有他的效果，还是有效果的。刚才我说了，所有的针刺，首先是伤害，然后才是缓解。就包括我们说的针刀疗法，也是先造成一个伤害，然后进一步修复这个损害的时候，把原来的病也顺便给修复了，所以说我不认为这些造成巨大伤害解决痛苦的方法是好方法，包括外科，我也不这么认为。

从这个材质上来讲，有金针、银针、不锈钢针、骨针、竹针还有猪鬃针等很多，我们在这要稍微聊两句金针、银针和不锈钢针，因为我们现在用的都是不锈钢针，现在你很难去弄到金针和银针，那么这个针具和疗效之间到底有没有关系？如果不做研究，可能你觉得应该没多大差距。但是要真正细分的话还是有差距的，因为我们人体实际上也是声光电磁的一个统一体，它有电的特性，不同的针具进去以后它就会产生电的影响，你比如说竹针进去，它没有导电性，对不对？那这个金针、银针呢，它们是导电最好的，它们就可以迅速地使不同层面上的电荷在针的周围达到一个等电位，对吧，它们就有这个作用，但是你竹针就起不到这个作用。不锈钢针呢，也能起到这个作用。现在金针、银针代价太高，尤其是这个金针，应该说金针最好，可是很难制作。要说导电性导热性最好的是哪一个？是银针。但是银针有一个最大的缺点，就是特别容易生锈，这个容易生锈那就又不好了。从工具上这方面来讲，我们针灸是丰富多彩的，有它的多样性。

另外就是标新立异。一直在说创新嘛，做标新立异的事儿，就会创造很多学说，现在要翻一翻针灸的学说，我想 50 种应该还是有的。太多了，各有各的好处，也不能够说哪个好哪个不好，各有特点，但是不能够把它说的对什么都好，这个比其他的都好，不能这么说。另外之所以有多样性，是我们临床实际操作的需要，你比如说有的人来了，他怕痛，他就不愿意让那个针给刺破皮肤，那你就给他用点穴的方法，用那种点不破皮肤的针就行了；有的人一看大针就害怕，你就给他用小针，说这个不痛，他就乐于接受了。总而言之你得选择他能够接受的工具，你不能说谁来了我都是这一招，这样的话你的患者就会大大减少，因为人的接受能力不光是病痛决定的，思维方式、习惯、见识，很多方面都影响他。

刚才咱们提到了各种针具的共同特征，首先造成的是伤害，不管是哪种，首先是一个伤害，然后才引起治疗作用。

针刺学说种类的多样性

针灸学说的多样性是因为学说创立的基础不一样，它的针灸理论就不一样。你比如说针刀理论，针刀理论基本上就是一个解剖理论，它跟中医基本上是连不起来的，也就是因为针是中医的，才把针刀挂在中医里。但是不管怎么着，理论必须是能有效指导临床实践的。

另外新理论的创立是由创立者的知识结构决定的，你看有的懂易经，他就弄一个什么易经学说，有的懂河图洛书，他就弄了河图洛书的一个学说，有的人家不懂这个，也不用这个，也挺好。所以说这个学说创立者的知识结构决定了他这个学说的特点。在各种学说里面，大家不要说哪个好，哪个不好，每个学说都有它的局限性，它这个局限性表现在有些东西牵强附会。这个我想大家应该都有体会，学了某个新东西，你觉得这是新的，但是我觉得太牵强，好像不能够说服我，只能那么记，这就是牵强附会。再有一个就是严密性很差，它不具有能够推理的这么一个学说的特点，它推理性差，要不就是它纯粹是经验性的，也就是说我这么用过，挺好，你们就照着这么用就完了，然后自己有一个解释，也叫一个针灸学说。实际上，就是为解释而解释。所以说，这些学说一旦产生，它对很多现象的解释能力是极其有限的，它只能解释它的那个学说。就像我们中医理论讲，说这个"利小便实大便"，曾经就有人说，既然利小便能够实大便，小儿腹泻他就用双氢克尿噻，利尿药，结果见不到效果。但是中医讲的"利小便实大便"为什么这么多年下来仍然能够经得起验证呢？因为它是和特定的方子连在一起的，你比如五苓散。你换一个其他利尿药试试，换一个峻下的利尿药试试，绝没有止泻的作用。也就是说，它这个理论本身就颠倒了因果关系，但是如果它固定在一个方子上，你都不知道它错了，错了几十年、几百年、上千年，你都不知道是错的。所以说我们中医理论里边有错的，不要以为我们中医理论有那么多好东西，就全都是对的，其实里边很多是错的，这些以后我会和大家交流。

第四章

针刺止痛速度有多快

针刺止痛的速度，到底有多快？这个针灸大夫体会最深了。有的病人扎上针，疼痛立即就消失了，是个闪电效应，针下去一两秒钟立即就没了。我想大家应该有这样的经历的。第二种情况就是迅速效应，很快，十分钟内消失了。另外一个就是缓慢效应，十分钟以上。为什么我们经常留针，说留上十五分钟到半小时，是不是这样，大多数呢，因为这个选穴没选好，所以说就只能靠时间，靠留针来解决。再一个就是后发效应，后发效应是什么意思呢，就是我扎这个针的时候根本就没止痛，结果起完针了倒是挺好，有这种情况，针刺时无效，起针以后出现疗效。还有另外一种就是无效，不管你怎么针，它都没有效。止痛的速度我们可以分为这五级。

第五章

针刺止痛效果能维持多久

针刺止痛的效果到底能维持多久？这个也是我们临床上经常遇到的问题。有的患者，是扎着针一点儿也不痛了，挺好的，你给他一起针，立即就又痛了，有没有这种情况，遇到过没有？遇到过，是吧，这是很常见的一种情况。再一个你起完针以后，过了半小时、一小时，甚至四五个小时以后，它就又开始痛了，跟咱们吃止痛药一样，有这样起效的，我经常遇到的，就是有的半小时后会有这种复发，逐渐地复发了。还有的就是起完针以后，它慢慢地，半天之后复发。还有的就是起完针了也就好了。这几种情况我们在临床上都会遇到，那么这些都是我们要解决的，比如，起针就痛，那我们就得想怎么样来解决它；这个起了针就不痛了，那可能就不需要治疗了。

第六章

针刺止痛频度如何安排

针刺的频度应该如何安排？这个安排的依据不是说，我有空没空，或他有空没空，而是要根据疼痛，根据你这个针刺止痛的半效期有多长。刚才咱们说起效时间是不一样的，它那个半效期就不一样，半效期就是起到一半效果所需的时间，这个是不一样的。我们有一种方法就是要留针二十四小时以上，这种在临床上比较少用，但是有的时候是必须用，这种留针不能够在肌肉、关节这些部位留，但是在皮下是可以留的，皮下留针它对活动不会影响。另外就是说，我们可以延长留针时间，比如我留针两个小时、四个小时或者更长时间。还有一个就是疼痛都缓解了，但是为了防止它反复，我们需要巩固治疗一周，就每天治疗一次，每次半小时，也有这么一个安排。另外就是痛止就停针了，这个以后再也不反复，这个就无所谓频度了。

第七章

带脉的功能和启发

何为脉

我们接着讲"带脉的功能与启发"。我们这种纬脉怎么来的？首先是
受中医带脉的启发来的，那么什么是脉呢？我们一直在说脉，有时候一想
到脉，就是血管，其实脉这个词的概念很广，比如血脉、动脉、静脉、气
脉、经脉、络脉、孙脉，这些大家都比较熟悉啦，那么山脉、矿脉、水
脉，也是用"脉"这个词，那么还有呢，我们看植物，叶子上有那个叶
脉，茎上有茎脉，对吧，我们也是叫脉。还有就是这个文脉，它的这个
风格是从师傅那传承下来，是一脉相承。所有的这些都是叫脉，那么这个
脉本来是什么意思呢？就是连贯而自成系统的东西。只要它是一个连续性
的，都可以称之为脉。所以说，我们古代在造这个字的时候，这个脉是怎
么写的呢？你看，我们加这个月字边呢，就是那个血脉的脉，对吧，那我
们把这个月字边划掉呢，就是一个"辰"，"辰"是啥，那就一定是连着的
不间断的，只要有这个"辰"的，都表示一种连续性，所以说只要能连续
下来的，就统统称之为脉，我们体内的血管都是连着的，所以说我们知道
这个脉——血脉。

中医的带脉在哪里

中医里面有一个带脉，这个带脉的循行路线是什么呢？专门学针灸的
熟悉，不专门学针灸的可能都已经生疏了。带脉的循行路线是起于季胁
部，从这儿开始起，然后往下沿着髂嵴上缘一直到任脉这个部位（图1）。
交于足少阳的带脉穴，然后再走到五枢穴、维道穴，到少腹，这样的话就
是一周。

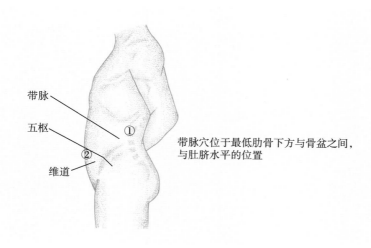

带脉

五枢

维道

① ②

带脉穴位于最低肋骨下方与骨盆之间，
与肚脐水平的位置

图 1　带脉循行图

带脉的功能

那么我们在讲这个带脉的时候，带脉到底有什么功效呢？它的功能是什么？这个在《黄帝内经》里边讲，说涉及与带脉相关的经脉有冲脉、足阳明胃经、足少阳胆经、足太阳膀胱经、足少阴肾经，这些都跟带脉是相连的，带脉有病以后，它导致的病变《内经》里面只讲了这个，叫"足痿不用"，就是我们中医讲的痿证，腿肌肉萎缩，不听使唤了，这就是带脉的病，但是现在我们针灸教材在讲的时候，认为带脉的功能是约束纵行的各条经脉，就是怕它散了的意思，把它们给约束上。它主要的功能是主管女性的带下，那这么讲的话就出现问题了，第一个问题：男人有没有带脉？那肯定得有，对吧？那跟带下没有关系，但是我们针灸里面就很少讲这一块。

非带脉区经脉如何约束

如果说只是足部的经脉，腰里边需要把它们给统一起来，怕它们走散的话，那其他地方就不怕散了？就到这儿把它们聚起来？约束诸脉就需要腰这儿约束吗？其他地方不需要吗？所以说从理论上来讲好像是有漏洞，好，这就是我要提出的几个问题，就是诸足经脉是靠带脉来约束的，那么诸手的经脉需要不需要约束？循行在手上的经脉需要不需要也把它们约束起来呢？这个传统中医理论里面是没有的，按理也应该有约束诸手经脉的脉，根据这个推理我们就想，和带脉类似的脉就不应该只是一个，最少也得两个以上，你把足经的经脉约束到一起，那手经的经脉也得约束到一起啊，就是你最少得有两个，但是中医里边恰恰没有提。那么到底实际中存在不存在呢，这是我们下边要讲的，也是我们这次课最核心的东西。

纬脉概念的提出

基于以上讨论我们提出纬脉的概念，经脉是纵行的，纬脉就是横着的，就像地球仪上南北是经，东西是纬，对吧？那么我们上下是有经脉，左右呢，有纬脉，这是我们提出的这个概念。只有这样全身的经脉才能够协调一致，不会出现功能上的不协调，所以说这个纬脉就是在纬向上约束经脉之脉，有人或许会问你有什么依据呢？到底有多少纬脉呢？那我们看看西医给我们的启发。西医给我们很清晰地展示了纬脉的存在，但是它又没这么叫，知道有这个理论，但是又不知道怎么用，而我把这个用到临床以后，发现疗效是非常得好。

第八章

用中医思维驾驭现代医学
知识会产生怎样的结果

纬脉的数目（43 对）

这是今天我们讲的最难的一块。纬脉到底有多少？加起来是 43 对纬脉。那哪儿来的 43 对，这个数怎么来的？一个是脑的纬脉有 12 对，我们大家学过解剖，知道有 12 对脑神经对不对；颈部的纬脉有 8 对，我们说颈神经是 8 个，颈椎是 7 个，但是颈椎发出来的颈神经是 8 个；那胸纬脉呢，胸椎是 12 对，有 12 对纬脉；腰有 5 对；骶部 5 对；尾部 1 对。加起来就是 43 对。这 43 对大家如果都记住了，那你疗效的特异性就体现出来了。

好，我们光顾着讲了，大家有的对解剖不熟，不清楚，所以下面我们就看看人从一个细胞变成一个胚胎的过程，前边的我们不讲了，就讲它胚胎发育到第 4 周中期的时候，也就是 30 天左右的时候，这个人是什么样的呢？是这么一个样儿啊，大家仔细看，他这都是有体节的（图 2），一节一节像那个蜈蚣一样，他都是一节一节的，所以说在后来形成我们的椎体，

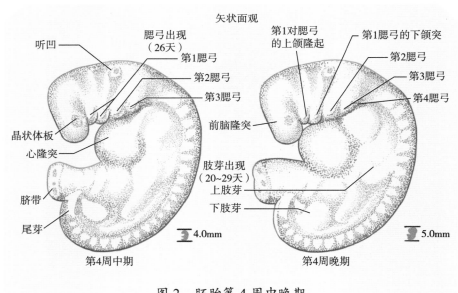

图 2 胚胎第 4 周中晚期

一节一节的，肋骨是一根一根的，才形成了这个。所以说人一开始他就存在纬脉，只是说我们中医没有把这个讲出来。但是西医讲得非常清楚，那么随着他的发育，你看这上肢肢芽长出来了，下肢肢节长出来了，但是脊柱不能变，否则他的纬脉走向就变了。好我们再看这个（图3），这个就更清晰了，整个肋骨都有了。这是枕节颈部啊，你看他这节呢，将来这是形成脑神经，包括前边的嗅神经、视神经、神经啊等等还有其他的。那么这段儿呢是颈部的8节，形成了8个神经，就是8个分支，那么胸部是12个，腰部是5个，骶部是5个，尾部我们把它合起来，是1个，这个在胚胎学里边叫体节，这样的话这43个体节，他是一个天然的存在。西医发现了这个，但是临床中没有发挥它的作用。上肢长出来以后啊，大家看他这个体节，他这神经就是跟上肢这里连起来。这样子就能够很清楚地看到这

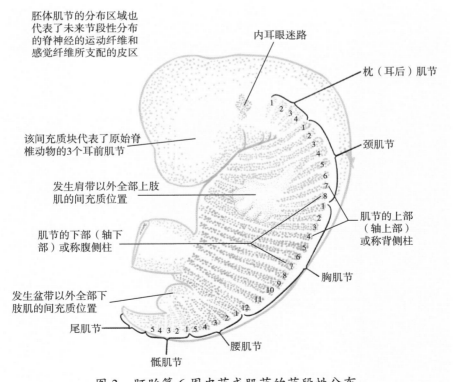

图 3　胚胎第 6 周皮节或肌节的节段性分布

个纬脉是确确实实存在的。这是这个颈部的，这个脑神经，他在里边呢也是一节一节的，仍然是这么分的（图4），但是人在演变的过程中呢，有的长得大有的长得小，互相一挤都变了样了，所以说走向不像胸腹部那么规律了。

这是这个神经节。这将来都演变成哪些呢，这给大家稍微多说两句。大家看这块儿呢（图5），这块是膈肌的原基，就是我们的胸隔，心脏下边、肺下边的这个膈，膈的神经节段它原来在哪呢，它是颈4，我们说呃逆了，有病变了，我们要针哪呢？去针脖子效果就好，或者哪怕是针上肢、针内关它效果也好，这个大家学完了以后就知道它的特异性

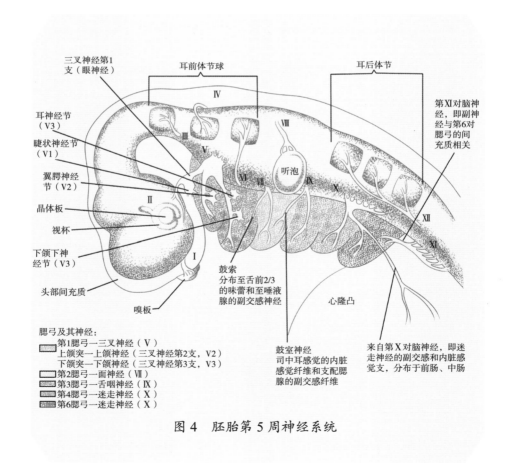

图4　胚胎第5周神经系统

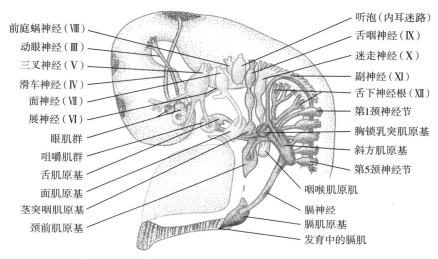

前庭蜗神经（Ⅷ）
动眼神经（Ⅲ）
三叉神经（Ⅴ）
滑车神经（Ⅳ）
面神经（Ⅶ）
展神经（Ⅵ）
眼肌群
咀嚼肌群
舌肌原基
面肌原基
茎突咽肌原基
颈前肌原基

听泡（内耳迷路）
舌咽神经（Ⅸ）
迷走神经（Ⅹ）
副神经（Ⅺ）
舌下神经根（Ⅻ）
第1颈神经节
胸锁乳突肌原基
斜方肌原基
第5颈神经节
咽喉肌原肌
膈神经
膈肌原基
发育中的膈肌

图 5　胚胎第 6 周腮弓肌和体节肌的起源肌神经

了。那么再看这个颈部肌肉，颈前肌的原肌是与膈肌挨着的，然后，它基本上对的就是颈 3。然后，舌肌呢，舌头这一块，治咽部的、舌部的这一块，就是再往上选。所以说，我们在治疗不同部位病变的时候，如果要选穴简单化的话，就在颈部选穴，就能够治疗这么多病。我记得在哪一本书里边看到的，说治疗口腔溃疡的疼痛，针哪儿呢，针风府穴。我们怎么也想不到，口腔溃疡的疼痛可以针风府穴，但针上去以后，那个疼痛立即就缓解，几分钟之内就轻了。所以说，古人有这些经验的积累，但是理论上不知道怎么回事。其实是因为纬脉是相通的，具体的演变过程是胚胎学的内容，今天不展开讲。因为我为了把中西医能够有机地结合在一起，胚胎学我在大学的时候自己就学过六遍，可以说我讲胚胎学都没有问题。胚胎学这个整体演变，从一个细胞，变成一个人的整个过程，西医医生未必有我清楚。为啥我要研究它呢，我觉得就像要研究这个社会，如果要做一个社会学家，你不研究历史，你就不懂社会；那么你研究人的，你不懂人的历史，一个细胞怎样变成一个人你不懂，那你肯定对人也掌握不好，因为整个演变过程你不知道。记得我大学刚毕业的时候，工作第一年，有一个甲亢的患者，脖子很粗，当时我就用胚胎学的理论，我说这甲状腺的老家在哪里呢，是舌根部，从舌根部下来的，它挪了地方了，有的就挪到胸腔里面去了，那么我就想，能不能在舌根部给他做治疗，来治疗他的脖子粗大？当时我就用那个腰穿针，里面弄上 0.5 厘米的羊肠线，廉泉穴埋线，正好对着舌头的根部。结果 1 个月以后，患者的大脖子就下去了。我就想这个胚胎学理论指导我们临床还是蛮有效的，因为在我们的书里面没有说用廉泉穴治这个的，但是临床验证确实是非常好的。这么治疗的理论基础就是舌根部是甲状腺的老家。就像我们现在在北京，我要想影响你，怎么办？如果告诉你，家里有人给你打电话，说家里现在有个什么紧急事，你立即就走了，不用我撵你，对不对？所以说，我们在调节一个病变的时候，不能老在病变局部做文章，长出来了就切啊割啊，这个思路是见啥治啥，割韭菜式的，如果你知道它的来龙去脉，你从根上去调理，从它相关关系上去调理，那你就能解决得非常漂亮。所以说，这个知识是非常有用的，那么我们纬脉理论也是从这个胚胎学里边受到启发，然后看到中医里边有这种影子，但不够系统全面。

这个我们胸部的、颈部的，大家看到了椎体，实际上我们人在发育过程中，它是重演了整个动物的进化。你看我们人现在没有像鱼一样的腮吧，对不对，但实际上，我们在进化过程中，是有这个有腮阶段的。人在由一个细胞变成一个人的过程中，它重演了一遍整个动物的进化，所以说他在一个阶段是有腮弓的，这个腮弓就是鱼腮的腮，这些腮弓后来就变成了我们相关的器官。你看，这是第一腮弓（图 6），第一腮弓变成什么了呢？你看这是一个耳朵里的听小骨、砧骨、锤骨，蝶下颌韧带原基、下颌骨周围部，那么这是一个下颌骨，然后再往下去这都是。那么第二腮弓变成什么了呢？有一个镫骨，还是耳朵里边，在这里边。如果我们要有一个排序，就是说每个纬脉，它的序怎么排？那耳朵是第一腮弓，里面的听骨是第一腮弓和第二腮弓。其他的，你看这茎突，我们说耳朵后边乳突前边，里边有一个像长牙一样的骨头，叫作茎突，那么这个骨头跟哪

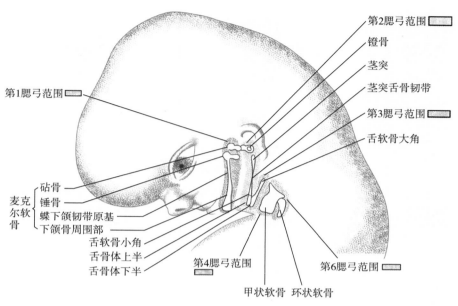

第2腮弓范围

镫骨

茎突

茎突舌骨韧带

第3腮弓范围

舌软骨大角

第1腮弓范围

砧骨

锤骨

蝶下颌韧带原基

下颌骨周围部

麦克尔软骨

舌软骨小角

舌骨体上半

舌骨体下半

第4腮弓范围

甲状软骨　环状软骨

第6腮弓范围

图 6　胚胎 7～8 周软骨原基

连着呢？是跟舌骨连着的。它本来是第二腮弓里边的，然后在长的过程中分开了，分开以后呢，它中间还联系着，有一个韧带连起来了，所以说你要是治疗舌骨的病变，我可以针翳风，直接刺激这根骨头的周围，就可以影响到舌骨周围的这些病变。所以当你把它们的关系都找回来以后，这种规律就非常清晰了。像这是一个，也是舌骨，是第三腮弓。那么这是第四腮弓，它变成了什么东西呢？甲状软骨。那么再往下是环状软骨，这就是第五了，这个是第六。第五退化了，早就退化了。一、二、三、四、五、六，六个腮弓。如果大家有兴趣的话也可以去看看鱼到底有多少个腮，我没去研究过。但是这些正好把纬序，哪个在上哪个在下，哪个在前哪个在后，谁和谁之间什么联系，都找回来了，这时候我们治疗的手段就不是停留在经验的基础上，而是建立在胚胎学这个科学的理论上了。

好，像这些肌肉，它是怎么演变来的，这个教材上都有，当场可能记不清，回去后再慢慢学，知道纬脉理论是这样来的，而且找到每一个和它之间的对应关系，就行了。这块儿因为时间关系我就不展开细讲，其实每一个纬脉上都有皮肤是哪儿，肌肉是哪儿，骨骼是哪儿，这都是很清楚的，这部分内容太多，我估计我们讲多了也就讲晕了，所以就省略了，大家知道原理就行了。后面我教大家具体的病怎么治，你像这个腮弓的演变，相关的胚胎学书里都有，你比如说第一腮弓，它就演变成了锤骨、砧骨、下颌骨韧带，就变成了这个。第二腮弓呢？镫骨、茎突、茎突舌骨韧带和舌骨的上边一半。第三腮弓就变成了舌骨下面的一半和舌骨大角。那么第四腮弓呢？就变成了喉的甲状软骨、会咽软骨。第六腮弓就变成了环状软骨、勺状软骨。你把这些搞清楚以后，将来怎么取穴就知道了。因为这块在颜面部的演变过程最复杂、最乱。有时候记不住，弄懂文字以后把它记下来就行了。但是你要直接讲出来，除非你特别熟，要不你真不知道都是哪来的。你看这个眼睛，为啥我们的视觉中枢在后边？它本来在后边，是挪过来的。鼻子在中间，其实鼻子在最上面，是挪下来的。为什么有的人有唇裂呢？是这个腮往中间走的时候没合上，它就形成唇裂了。所以说，整个面部的演变是最复杂的。

好，下面这是整个的一个神经系统。这是脑，这是早期，这一块，将来都是要形成脑的。这是整个脊柱分出来的这个脊髓。这是脑子，这是脑子里的脑室和脑髓膜。这就是脊柱分布图。看看这个（图7），三叉神经它的分布，一个是白的，额部，向下薄一点的是鼻子，眼下边，绿的呢从下巴一直到这，再往下看，还有一个是蓝的，这些都是和十二对脑神经相关联的。如果头部疼痛部位比较广泛的，怎么取穴最方便，取一个穴位，就能解决呢？从它的交汇点，一针平刺过来，都能影响到，不用扎那么多穴位。前面还有一个图，根据肌肉的走向针刺那个专门再讲，那在李少波老师传授我的针筋法里面，将来可结合我的针灸理论，那是另外一套针法，也是非常好。咱们今天重点是讲纬脉。这个舌头前半部绿色的，是一个神经支配，这个中间、咽部就又不一样，所以病人来了说我的舌根觉得苦，不说我的舌尖苦，有的说，我的舌尖疼，不说我的舌根部疼，有的就是咽部疼。就是因为影响了不同的神经，就是影响在不同的纬脉上。但大家不

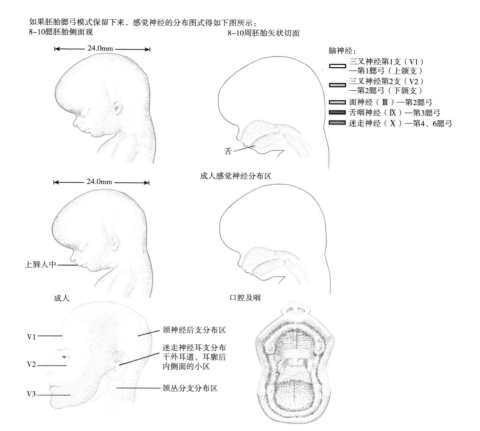

如果胚胎腮弓模式保留下来，感觉神经的分布图式得如下图所示：

8-10腮胚胎侧面观　　　　　　　　　　　8-10周胚胎矢状切面

脑神经：
■ 三叉神经第1支（V1）
—第1腮弓（上颌支）
■ 三叉神经第2支（V2）
—第2腮弓（下颌支）
■ 面神经（Ⅲ）—第2腮弓
■ 舌咽神经（Ⅸ）—第3腮弓
■ 迷走神经（Ⅹ）—第4、6腮弓

舌

24.0mm

成人感觉神经分布区

上唇人中

成人

口腔及咽

V1　颈神经后支分布区
V2　迷走神经耳支分布干外耳道、耳廓后内侧面的小区
V3　颈丛分支分布区

图 7　感觉神经分布区

要把纬脉当成神经来对待，因为纬脉里面就包括神经、血管以及毗联关系，一会儿我们再讲这个。

这是我们讲到过的，有关膈肌、舌下肌群以及颈部肌群整个演变的过程（图8）。看这张图，这张图大家一定要记住（图9），用的是最多的，前面的比较复杂，这块儿涉及的面积最大。那么这个就给大家展示出来，不同的纬脉从上到下的次序，这个 C2 就是颈部第二个纬脉，第一个纬脉哪去了，在所有这些图上几乎都没有标出来，那么第一个纬脉应该是在 C2 中央，大面积的是 C2，中间有一点点是 C1，所以说一般

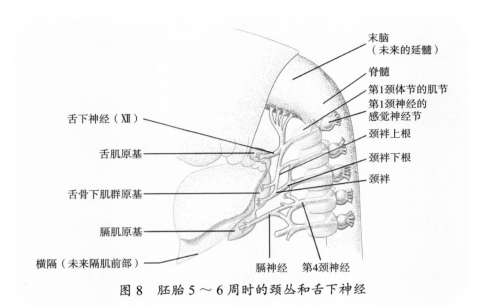

图 8　胚胎 5 ～ 6 周时的颈丛和舌下神经

C5　　　　锁骨平面
C5、6、7　上肢外侧面
C8，T1　　上肢内侧面
C6　　　　拇指
C6、7、8　手
C8　　　　环指和小指
T4　　　　乳头平面

成人皮节的分布示意图，可见明显的节段性，实际上相邻皮节间有明显的重叠

T10　　　　脐平面
T12　　　　腹股沟区
L1、2、3、4　下肢前面和内侧面
L4、5、S1　足
L4　　　　拇指内侧面
S1、2、L5　下肢后面和外侧面
S1　　　　足和小趾的外侧缘
S2、3、4　会阴区

图 9　成人皮节分布示意图

44

讲的时候就不再讲 C1 了。枕骨以下就是 C3，一直到下面，颈 8 就已经到手上来了，就相当于这个人呢是一个桩子没有手，向外长的时候和脖子连的这一块长出去了，就形成了手上的这些。大家到这会儿再看，我们中医讲的经络里面，你就知道了，这一块走下来，它似乎都是一条经脉、一条经脉的，但实际上是纬脉，它还不是纵向的经脉，但是在我们中医经络学里面，就讲成了手太阴、手厥阴、手少阴，是不是这样讲的？也确确实实是。你看，这一块儿我给大家比一下，你看这个 T1，就是第一胸部的纬脉，那么它是走在上臂的内侧，那么这个 T1 跟心脏联系是最紧密的，所以说我们这个叫手少阴心经，对不对。其实古人无意中发现了太多的规律，但是呢，古人不知道，这个胚胎发育这么精细，古人是不知道的。所以古人真的是很伟大。通过现象就把规律给找出来了，但是不知道规律后边更详细的这些。这个恐怕看一眼记不住，记不住的就得反复背。

这是个示意图啊（图 10）。你看，一开始是这样，这是颈部，这是胸，然后这是腰，这是骶，这个神经节段。那么这个往外长的过程中，这就长出来上肢、下肢。你看，它就把它原来在这一层一层摞着的，最后相当于给挤出去了一样。你看，就挤出去了，就形成了上肢和下肢，这就是手。这就是刚才我们反复看到的这么一个走向。尽管你看这个很像膀胱经，但是实际上是一个纬脉，还不是经脉。那么真正的纵向的经脉我们后面专门要讲，这一次不讲。

好，除了这个纵向的联系，这个经脉的联系、脉的联系以外，纬脉上还有一个层次，刚才看到的是神经的走向，那么真正在这个纬脉区域里面还有一个层次的问题，这个层次怎么形成的呢？这个一层一层的大体解剖大家都很熟。但是怎么形成的呢？实际上，在胚胎早期就已经决定了。一开始是一个细胞，后来它分裂成了好多个细胞。分成好多个细胞以后呢，它首先就分成了两层，你看，注意这一块，这是一个胚胎最早期的（图 11），那么里面这个黄的这块呢，叫下胚层。上面这一层呢，叫上胚层。实际上后来的演变就是外胚层，这是内胚层。到这来，你看，这是下胚

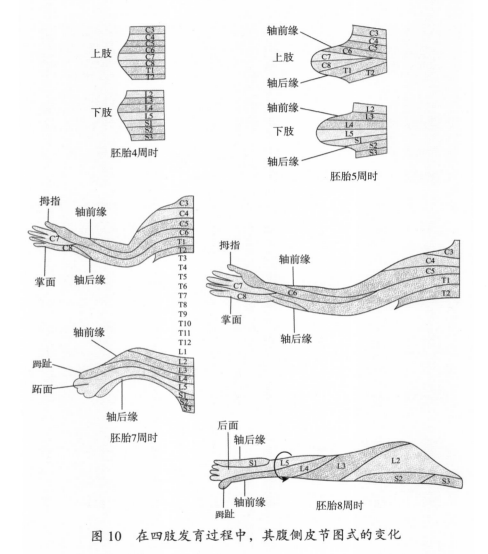

图 10　在四肢发育过程中，其腹侧皮节图式的变化

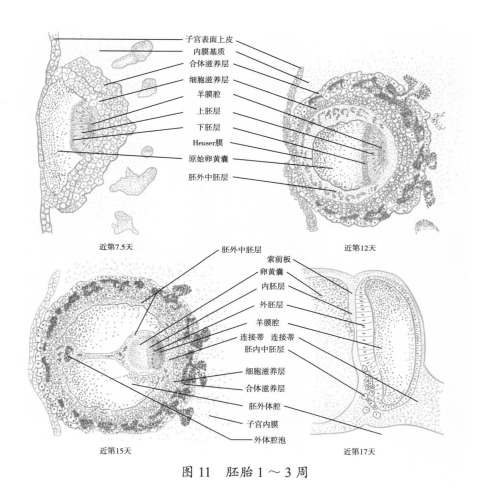

子宫表面上皮
内膜基质
合体滋养层
细胞滋养层
羊膜腔
上胚层
下胚层
Heuser膜
原始卵黄囊
胚外中胚层

近第7.5天

近第12天

胚外中胚层
索前板
卵黄囊
内胚层
外胚层
羊膜腔
连接蒂　连接蒂
胚内中胚层
细胞滋养层
合体滋养层
胚外体腔
子宫内膜
外体腔泡

近第15天

近第17天

图 11　胚胎 1～3 周

层，也就是内胚层。这是外胚层。那么这块（内胚层）将来变成什么了？我们的呼吸道、消化道、泌尿道，它变成了这些。后面这是一个羊膜，后面这一层呢，就是最外面这个就变成了羊膜，那么这个就变成什么了呢？里边这一层呢（外胚层）就变成了我们现在的神经系统，这个体表的这一层，尤其是皮肤这一层。那么你看这还是两层，两个，像两个球扣在一起一样。这时候，两层以后就又出现了一个第3层，叫中胚层，也就是2层之间，又有夹心。这样，在整个发育过程中，它就是一直在分层，不同层演变成不同的器官。好，这是一个示意图（图12）。这外胚层就是这个蓝

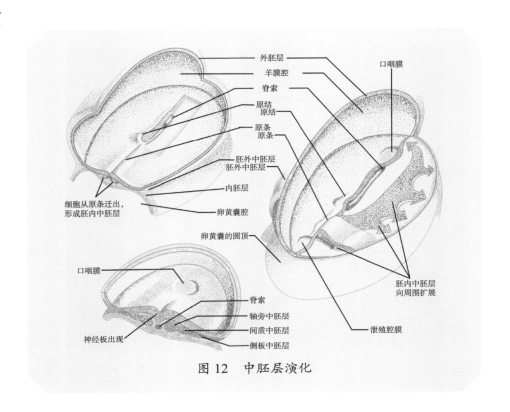

图 12　中胚层演化

的，这内胚层就是这个黄的，红的呢，就是中胚层，就是中间的一层。然后这里边这个细胞在发育的过程中，也一直在挪地方，互相挤，虽然一直挪地方，但细胞之间的联系始终保持着。就像你们从家来了，其实跟家里还一直联系着，你就是到国外，也还是跟家一直联系着，一直保持联系的通畅，那么在家的时候可以手拉手地联系，远了我就可以电话联系，对吧，我们也可以视频联系。总而言之，这个联系始终没断，然后它这个联系就是我们中医最关心的，中医对脏腑之间的关系看得最重，对形态的东西看得比较轻，那西医恰恰相反，西医恰恰研究的是每一个具体的，它对这个联系看得就稍微淡一些。那么我们中医呢，找到了它这种本来的联系，现在在形态上又看不到的时候，你还能拿回来用，而且指导临床的疗效，确实是非常的出乎意料。

纬脉的层次

我们看层次里面，刚才说了，大体上分为3层，叫3胚层。那么每一层最后都变成了什么，这个需要大概讲一下。最外层即外胚层，变成了肤层，注意这个皮肤的"肤"，为啥用这个词，不用皮呢？这个皮肤从解剖上来讲，肤是最外面这一层，肤下面才是皮，所以我们经常形容对一个东西认识不深刻的时候叫肤浅，没有叫皮浅的，对不对。因为肤是最表面的，所以说是肤层，那么外胚层就变成了这一层。这个我们叫肤层，那么它最后又变成了什么？我们看看这个外胚层都变成了我们现在的哪些组织，表面的外胚层就变成了表皮，我们皮肤的表皮，大家看过皮肤解剖的话，你会发现，皮肤有真皮层、表皮层，它变成的是表皮，就是我们说的肤。另外就是汗腺、皮脂腺、乳腺，这些都是最外层演变来的。另外就是指甲、毛发，另外就是牙的釉质、泪腺、外耳道，整个这些都是外胚层变的。然后再往下，这个口凹呢，里边就是口和鼻子的上皮，垂体前叶，我们知道脑部里面有一个垂体，非常重要的一个神经 – 内分泌腺体。垂体前叶是一个腺垂体，后叶是神经垂体。那么这两个非常重要的腺体，一部分是来自于皮肤的最外层，它变成了垂体的前叶。再有一个是内耳，刚才咱们看到的，内耳里面，主要是和听觉相关的，还是跟神经相关的，跟位听神经有关的。再有一个就是眼的晶状体，我们眼里面说得白内障了，那个晶状体，它也是和皮肤是同一个来源的。所以说当我们遇到晶状体疾病的时候，我们有没有想到能用解决皮肤问题的办法去调节它？如果说你没有这种知识，你就想都想不到晶状体可能跟皮肤联系起来，是吧。好，那么这个神经管呢，也是这个外胚层演变来的，整个中枢神经系统几乎都是，包括垂体后叶都是。然后这个神经嵴呢就变成了周围神经。整个这个演变过程今天咱们不能细讲，要细讲，你看上去很有意思了。

中胚层都变成了啥？中胚层呢，首先，有个脊索。这个脊索后来就退化了，有一个动物的进化阶段叫脊索动物。它这个脊索是怎么长的呢，它

49

的走向是这样，就是先从胚盘的底部，然后往上长，长成一个条，这个条到我们人的时候它已经退化了，没了。它变成什么了呢？它变成了我们的椎体，就是我们脊柱前面的椎体，椎间盘，它实际上是脊索演变来的。这是个中胚层的，它变成了椎间盘的髓核，它诱导了神经的发生，然后是轴旁的中胚层变成了骨骼肌、骨骼以及结缔组织。然后这个间接中胚层还变成了性腺、肾、输尿管、子宫、输卵管、阴道上皮、附睾、精囊腺、射精管，那么这是从中胚层来的。还有一个叫侧板中胚层，它就变成了腹部的真皮、表面的筋膜、腹侧相关组织、四肢的骨骼和结缔组织、胸膜、腹膜、胃肠道的结缔组织。那么中胚层还有一个叫生心中胚层，最后变成了这个心脏，所以说心脏在人体它就是一个核心，它将来就是整个人体内在调节最重要的中间环节。

好，那看内胚层变成啥了，最里面这层变成啥了呢？变成了胃肠道的细胞、肠细胞、黏液腺、肝、胰腺、喉、气管、支气管，气管、支气管的上皮、甲状腺、扁桃体，然后下面有直肠、肛管，还有膀胱、输尿管以及上面相关的腺体，阴道的前庭和阴道下段。那么在咽囊这一块呢，就变成了中耳上皮，就是咽鼓管进去以后，腭扁桃体隐窝、胸腺、甲状旁腺以及甲状腺的 C 细胞，还有就是这个卵黄囊，卵黄囊变成脐带，后来这个就退

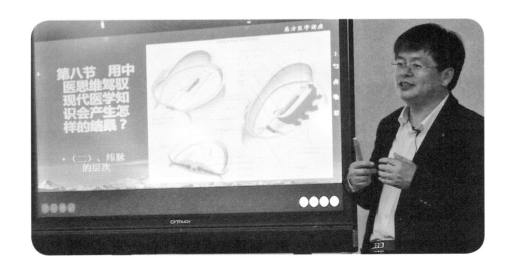

化掉。还能产生胚胎的血细胞。尿囊呢，它的遗迹已经退化了，有一个脐尿管，有的发育不好，肚脐老漏尿，实际上膀胱和肚脐本来是通的，就是因为它没有闭合好。西医的这个解剖学知识只是用于去解释畸形是怎么产生的，它没有指导临床怎么去看病。

纬脉层次之间的关系

我们用中医思维来驾驭现代医学知识以后，就有了纬脉理论的提出。那么在这个层次之间是一种什么关系呢？就是任何一个层次的局部变化都会引起同纬水平的反应！大家注意，这同我们针灸治好病一个道理！就是我不用针，用刮痧，用啥都能好，为啥呢？任何一层，无论你是中间还是表面还是里面，只要这儿有一个刺激它全层都会有响应，有反应。那么在临床上大家学生理、学诊断的时候也都知道，你像皮肤反射，也就是你挠一下皮肤，它周围就可以相应地有一个反射，就是局部反射。还有皮肤血管反射，刚挠了一下皮肤的时候没看到啥，是不是？一会儿红了，这就是它引起了血管的反射。那么再有一个就是皮肤肌肉反射，我们尤其是儿科大夫你要给这个小孩做查体，神经内科大夫也会做，像腹壁反射，拿这个一划肚子，能看到肌肉收缩，对不对？那么提睾反射，一划大腿内侧皮肤，阴囊就往上收缩，提睾，对吧，所以说，这是皮肤肌肉反射。还有呢就是皮肤呼吸反射，就是我们皮肤一受凉会引起我们呼吸的一些反应，呼吸加速啊。还有皮肤胃肠反射，天冷了，我想前一段时间天气在变冷的时候，大家烧心的病人会很多，为啥，就是因为皮肤一受凉，然后引起胃肠反射、胃酸分泌增多。皮肤泌尿反射，有的是你只要刺激一下皮肤它会引起排尿啊，尤其是一受凉就要排尿。还有皮肤生殖反射。就是所有的，你看，我通过一个皮肤都可以影响到每一个环节，那么我们要通过每一个其他部位的调节能不能影响到皮肤呢，反过来也是一样的，我们用了泻药，皮肤病好了，那就是另外一个机理。这是层次之间的这个关系。

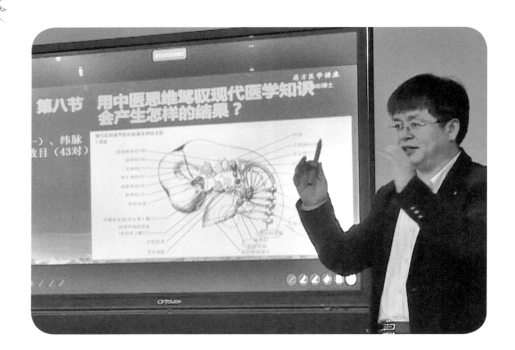

纬脉病变的层次特征

这个纬脉病变的层次特征，这是要掌握的，你要是不知道这个特征，你就没法去判断它到底是哪一个纬脉上出现了病变，那么这个层次，我们大概是这么划分，但是实际用的时候比这个还要简单。

第一个就是皮肤层，第二个是筋膜层，下面是肌肉层、骨骼层和脏器层，这是这五个层次。但是在实际中，我们往往会把肌肉和骨骼放在一起，这样就成为四层。国内也有人在专门研究筋膜，说通过筋膜治病，筋膜理论治病，我相信有些同学应该是听过的，实际上这些疾病它都是人体的，为啥你在哪个上做文章，它都能够治好呢，这就是原因。

那么皮肤层它的病变特征是什么？首先各种皮肤损害以后导致的是自我感觉的异常，皮肤是一个感觉器官，非常灵敏。再一个就是客观的皮损。首先是主观的感觉，然后是可以看到的客观的皮损。那么什么叫客观和主观？我们对这两个词不一定能够把握得好，主观就是我自己的感受，自己的思考，客观就是从外面看，别人看，那叫客观，所以在临床上，患者的症状，所谓哪痛、哪儿痒就是主观症状，你看到了他的皮肤粗糙，皮肤渗出，那就叫客观，也叫体征。再一个就是皮肤色泽的异常，这也是客观的，你看不到皮损，只是看到皮肤黄啊，白啊，黑啊，只是看到这个。再一个就是皮温异常，皮肤温度的异常，这是纬脉在皮层的表现。这四个方面，大家记住，就是说我们每遇到一个患者，就要想他的主观感觉是哪个部位，我看到的体征是哪个部位，它的颜色有什么变化，然后温度有什么变化，都要体会一下。

第二个就是筋膜层，筋膜层也存在一个感觉异常。觉得皮肤肌肉底下痛啊，不敢碰啊，这也是一种感觉异常。还有一个就是客观异常，这个客观异常在针灸书里面讲得就比较多了，皮下结节啊，肿块啊，就是在筋膜层出现的结节、条索，甚者如皮肤，你看我们正常人的皮肤能拎起来，有的人根本就拎不起来，因为筋膜层病变以后，整个就粘在一起，比如那个硬皮病，很多就是这样。

再一个就是肌肉层，肌肉层也存在一个感觉异常，就是这个肌肉层的感觉异常，肌肉层对体位的感觉比较差，就是摆在一个什么样的位置，它不太清楚。再一个就是，它的这个形态上的病变，比如说，肌瘤啊，或者肌肉僵硬啊，这都是一个客观指征。肌肉层的变化我们现在有实验室检查了，你比如说我们化验显示肌酶升高了，心脏也没事，那很可能就是一个肌肉的病变，我知道这是哪一个纬脉上肌肉出现问题了，就可以做出进一步判断了。

骨骼层也是一样，看是否有感觉的异常和体征的异常，另外看有关骨骼的实验室检查是不是有异常。比如说有没有骨质疏松，有没有囊肿啊，肿瘤转移啊，这些都是可以客观检测到的。

再一个就是这个脏器层，脏器也存在感觉异常、病变、体征，然后还有实验室检查。你比如说胃的问题，会感觉到胃部不舒服，这是感觉方面，然后一按呢，他感觉又胀又痛，这就是体征，然后一做胃镜呢，他有胃炎。

一查肝，肝功能异常，或者是胆上有什么问题。那么所有的这每一个层次，它都会有相应的临床特征，要记住它。在每一个层面上出现病变以后，其他层面上会相应地出现一些反应点，所以我们经常会听到说这个胃病在背部找它的俞穴，你可能会发现它对应的这个俞穴有问题，就是痛，比别的地方都敏感。实际上这个皮肤没病，只是它那儿反应比较敏感，那么我们通过这些找到了它们之间的关系，就可以通过调节其他地方来治疗远处的疾病。这就是这个纬脉理论，我已经把这个理论讲了这么多，我估计大家对道理理解了，时间很短，可能还没记住，下面再慢慢记。

纬脉病变的成分特征

有关这个联系，我们还要再进一步给大家讲一下。这个图呢，这是我画的一个图（图13），实际上是在讲我们人体内的三种基本联系。最外边这层是个红的，这个圈，代表的是血脉，就是这里边有血液。那么中间黄

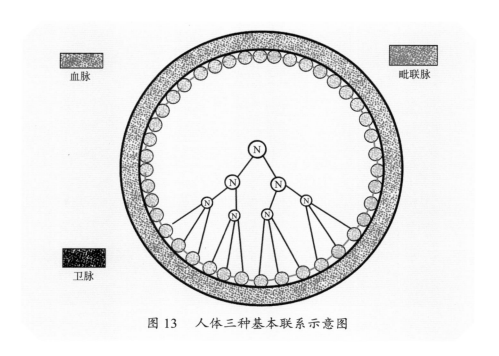

图 13　人体三种基本联系示意图

的这圈呢，代表我们全身所有的细胞，就是每一个器官的细胞，它们之间是靠什么联系的呢？就是靠毗联，就是它自己手拉手的这么一个联系。还有一种联系，就是这是神经细胞，最后到中枢，那么这又是一种联系。无论是血脉与这些毗联细胞的联系，还是神经系统与它们的联系，它们之间是不可分割的，全部都是合在一起同时起作用。人体内的这三种主要联系，我们把这个都叫脉。这个神经的联系，就是我们讲的卫脉，只要我们提到了卫脉，就是讲的是神经系统。那么这个毗联脉，就是指的手拉手的这种关系，手拉手也不是说随便的四面八方都拉手的，就像现在让大家手拉手也只能一排一排地拉，对吧！那么这一种叫纬毗连脉，就是在这个纬度上手拉手的联系。纬卫脉就是在这个纬度上神经的联系。纬血脉就是在这个纬度上血管的联系。我们大家最清楚的是我们的肋骨，是不是有个肋间神经，那是一个纬卫脉，"纬卫脉"，比较绕口一点啊。是不是每一根肋间都有一根血管，然后分支越来越细？那就是某一个纬的血脉。那么除了这两个，剩下的就是毗联脉。所以我们在研究人体的时候，处理这些问题的时候，都是从关系上着手，通过关系来解决问题。

好，既然我们把这个关系分成了三大类，那么三大类的特点是一定要记住的，因为如果一个地方一个地方讲，一个是重复，再一个也不一定能记那么准确。这是我概括出来的啊，只要记住就可以了。在任何一个纬脉上都是可以的。

纬毗联脉它的特点是什么呢，因为是毗连关系，那也就是手拉得紧、拉得松的（区别）这么一个关系，就是除了神经血管以外，都是叫毗联脉病了。那么它的表现特点是什么呢，就是有可见或者可检测的皮肤病变，你可以看得到、可以检测到。像局部红肿这一定是毗连脉病了，或者局部组织增生长了个东西那也一定是毗联脉病了，另外有了异物当然更是了，或者水肿，或者坏死。见到这种，那你就想它是毗联脉、这个关系层面上病了。

纬卫脉的特点是什么呢？是神经本身病变的特点。所以它没有可见、也没有可检测到的局部的形态的改变。我们经常看到这个截瘫的病人，四肢不能动了，你能看到有什么形态的改变吗？没有。这种往往是卫脉病变的特征，也就是神经病变的特征。

血脉病变的特点是什么呢？血脉病变指的是血管要么是堵了，要么是破了，这两种情况。如果是堵了，局部一个是苍白，一个是紫绀，两种情况。缺血了苍白，那么局部的血流缓慢以后，还原血红蛋白多了就表现为紫绀，所以说苍白也是血脉病变的特点，紫暗也是血脉病变的特点，所以说我们在讲瘀血的时候，总是在讲紫暗，舌紫暗、皮肤紫暗，实际上色白也是瘀血，不要以为色白不是啊。那么现在的检测手段更多，等你看到血管的狭窄，或者是堵塞，或者是血管破了，你都可以检测得到。这样我们就掌握了毗联脉、卫脉、血脉他们的特点，这样你对这个病的判断就非常准确了，不需要记那么多东西，你记住这个就够了，一个人来了说我这儿痛，你一看，哦，皮肤没事儿，没有任何形态的改变，

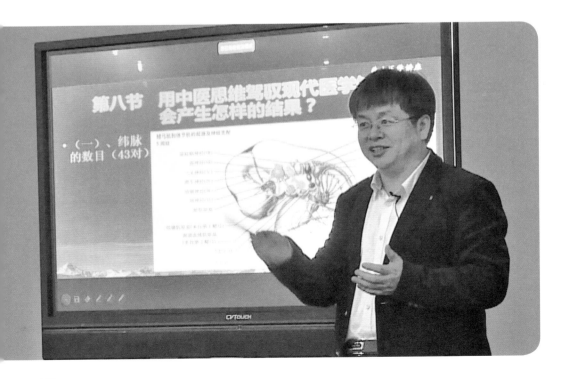

一摸也不痛，摸上去也不明显，然后看颜色也没有变化，这个他极有可能是个神经的问题。你比如说我们在临床上经常见到肩膀酸痛，这个酸痛到底是局部病变引起的，还是远处病变引起的呢？如果是局部病变引起的，它的运动是受限制的，对不对？如果是颈椎的问题，他痛了以后经常喜欢去揉一揉。要是局部炎症、出血，他绝对不敢让你碰的，所以说我们通过这些特征就可以判断他的病变部位到底是在卫脉，还是在血脉，还是毗联脉局部的问题。这样诊断就非常清楚，是吧。

针刺深度与纬脉层次调节

下面的也是一个需要掌握的东西，就是我们针刺的时候，这个深度和纬脉层次调节之间是一个什么关联。我们在临床上经常会遇到，这个针的深浅不一样，它起效以及维持疗效的时间长短就不一样。我们刚才讲了人体是由一个细胞演变而来的，所以说你作用于任何一个部位，它都会起到"牵一发动全身"的作用，就是你针哪儿都会引起全身的一个反应，只不过程度不太一样。

但是要注意，针刺的深度跟镇痛的持续效果是成正比的。因为在临床上我发现，从皮肤到骨膜，它针刺镇痛的持续效果是递增的。比方说你针一下皮肤，他不痛了，但可能等你起针了之后就很快反复了。但你针到骨膜，因为针到骨膜会酸痛得非常厉害，痛得越厉害产生的镇痛物质就越多，它镇痛的时间也越长。所以说它的深度与镇痛持续效果是呈正比的。

再一个就是，留针时间越长，它镇痛的持续时间就越长，这就是一个规律，我们在后面讲每一个病的时候，就不再细讲了。留针留多长时间，自己掌握。

纬脉感应与针刺部位的选择

我们讲经络的时候，我们会讲经气的循行，从哪儿走到哪儿。我讲手太阴肺经的时候，说起于中焦，环循胃口，上膈属肺……。那么纬脉是不是也存在我们中医讲的气的走向呢？也是存在的。那么纬脉，它这个感觉之气，我们首先说这个"感觉"。感觉的流向是怎么走的呢？它是从任脉端走向督脉！这个感觉之气是这么走的。所以我们这儿一扎（腹部），它就通过纬脉、督脉传上去，你就能知道了。

有了感觉就有了反应了。你比如说我们摸个凉或者烫的东西，手马上就缩回来了。那么这个气是从督脉往任脉方向走的。那就是我们把这个气的走向搞清楚以后，我们就知道到底是从任脉端选穴呢，还是督脉这侧去选穴，首先知道总体的走向。

一般局部感觉的异常都表现为哪些？咱们今天讲一部分，第一个最常见的感觉异常就是痛，还有胀、痒、酸、重压、冷热异常和触觉的异常，麻木……其实我们能把痛掌握了，其他也就很容易掌握了。

我们中医讲的这个虚实的判断也是很重要的。不判断虚实，那治疗肯定会搞错的。如果是一个虚导致的痛，那就痛处任脉侧取穴。什么意思？如果是一个虚弱的病人，他的痛在右侧胁肋部，那我取穴的时候就要在任脉右侧取穴，不是痛处，我治病一般不在痛处取穴，是在它的任脉这一侧取穴（指任脉位置）。如果是实证，则在它的督脉侧取穴。所以虚实不一样，取穴的位置就不一样，这是个原则问题。记住这个以后，你也不用刻意地记哪一个穴，只要是这个区域，这个纬度上的穴都是可以的。但是远近还是有讲究的，要稍微近一些，离病灶稍微近一些，又不在病灶上。但是有些又需要远，这个下面我还要继续讲。

还有一个就叫泛发性感觉异常。泛发性感觉异常就是全身到处都难受，那这个怎么办呢？这个我们有一个非常重要的穴位，就是神阙穴。如果是虚证导致的全身痛，就用艾灸的办法灸神阙，通过艾灸神阙，气血就充足了，全身的活力就起来了，全身各种的感觉异常都容易解决。如果是一个实证，就用刺血的办法，刺哪个穴位呢，刺中枢穴（T10棘突下）。你看古人起的这个名字有多妙啊！肚脐对的正好是中枢穴。人体发育的过程中，任脉它就像什么呢？大家有没有捏过饺子，把一个圆面皮捏起来，中间有一个饺子棱，那个边就是我们的任脉。那么这个肚脐呢，我们里边的内胚层在卷曲的时候，它还有一个往中间聚的一个过程，像包那个圆口包子，大家知道吧，就把它包起来，那个圆正好就是肚脐这个地方。所以说一个是把左右两边聚合起来，一个是把所有的边合在肚脐这，也就是说影响这一个地方就相应地影响到全身。所以说胚胎的时候是在这，通过脐带就可以营养全身，排泄也是从这里，所以说肚脐这个部位是非常重要的，叫神阙。这个神阙容易和精神连在一起。其实不是的，这我稍微多讲两句。这个神是什么意思？其实我们在《黄帝内经》里讲阴阳的时候，我们都说阴阳、水火……说阴阳者，天地之道也，最后说神明之府也。把神明当精神是错的，"神"是什么呢？《内经》里面讲得非常清楚，叫"变

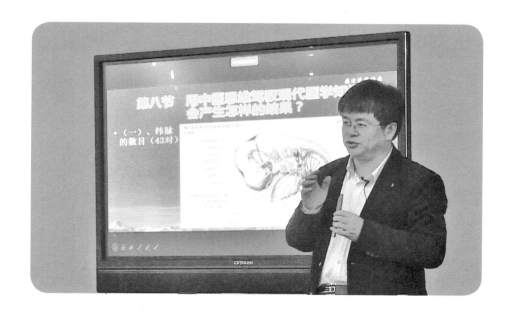

幻莫测谓之神"。也就是说事物在变化，你却感觉不到，那叫神，它确确实实在变化，你想天气在变化，外面在变化，我们在屋里感觉不到，那是"神"。那么什么叫"明"呢？你能感觉到的就是明，那么这个神明是指的两种变化。就是可以感知、不可以感知的一切都离不开阴阳，就是这么个意思，如果理解成精神就错啦。那么这个神阙呢，也就是我们人生命活动的感觉不到的一些内在的变化机制，都是跟这儿相通的，你只要在这儿干预，它就会影响到全身。所以说神阙这个穴位极其重要。那么中枢是什么呢，这个胸10棘突的纬脉正好过来覆盖肚脐，正好是这样，它也是上下的中间。所以我不知道古人是怎么想的把这个地方叫中枢穴，实在是不明白，但是又不得不佩服古人的神奇。

我们讲了虚实决定取穴的部位，虚实怎么辨证？虚就是没劲儿？那不一定，有劲儿，也不一定不虚。所以说怎么来判断呢？脉为先。我们中医现在恰恰是把脉给忽略了，尤其是搞针灸的，不去摸脉了，很少摸脉，摸的话也是做做样子。脉是反映全身虚实情况的一个重要的检测项目，比其他的都灵敏。比如说在临床上看到一派虚象，只要我一摸脉是弦劲有力的，用什么？血府逐瘀汤，就解决了。你不管症状多复杂，脉细弱的就是虚，大而有力的就是实，就这么判断虚实。但是前提是他的血管没有问题，如果血管堵了，那你摸到的脉也是不准的。所以要全身多摸几个部位，判断它的虚实。这个感觉异常里面其他的，比如嗅觉、视觉、味觉、听觉异常，这些也是这样，就是我们在取穴的时候，根据虚实来决定是在这个器官的前面还是后面来取穴。

纬脉理论临床应用的巨大价值

纬脉理论首先丰富了针灸的临床理论。因为这是一个科学理论，这不是我们想象出来的，是人在演变过程中本来就有的，人家西医已经发现了，中医只发现了一个带脉而已。我们是直接拿过来用。这就是用中医思维驾驭现代医学知识产生的一个科学的理论，指导针刺的理论。真正做到了由"繁杂的经验假说"（我们很多理论都是经验假说）上升到"简约的科学理论"。你看，就这43个纬，很简单，不需要去记那么多了。好多理论都是一些理论假说，都不是能够让你看得见、摸得着，或者是能够从人类演变证明、或者从解剖证明的。但是这个是可以证明的。可以证明的才是科学理论。那么针刺镇痛的效果呢，也就由原来的经验把握（老师教我这个效果好，我就学会了，至于为什么，老师也不知道，我也不知道，反正我知道这个管用）上升到一个理论的把握，科学理论的把握，然后在治疗上，疗效有确切的把握。这就是我今天要给大家奉献的治疗疼痛的理论基础。

第九章

用好纬脉理论必须
记住的体表标志

下面是要大家记住的，要用功的，前面是理解就够了，但一定要把这些体表标志记住。你要是记不住，不知道哪一纬在哪儿，那你就不知道从哪儿下手。这张图（图14），是一定要记住的，一前一后。那我们看，背部的标志，首先看这个背部的标志，这个第2颈椎棘突，这是一个标志，就是我们这个脖子后面，你能摸到的第一个突出出来的这个棘突就是第2颈椎的，不是第1颈椎棘突，你摸不到第1，因为第1是突不出来的，所以说你摸到的这个就是第2个颈椎棘突，第1个骨头凸起，这是一个标志。第7颈椎棘突也是一个标志，一低脖子最高的这个，这就是第7，你

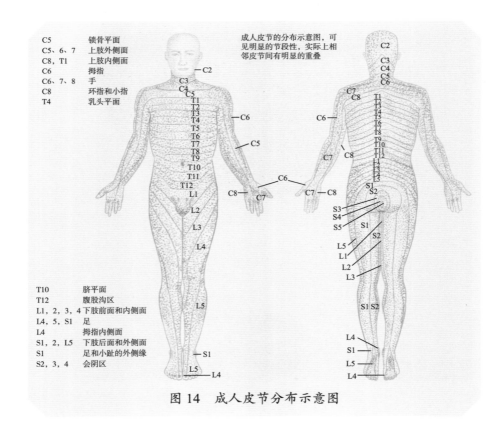

图 14　成人皮节分布示意图

不用从上边往下数，直接就可以定这是第 7。然后第 7 胸椎棘突，两个肩胛角下角连线正好通过的那个地方，就是第 7 胸椎。那么平脐跟肚脐相对应的，是第 3 腰椎的棘突，如果是大胖子，肚子垂下去，那么就不准了。那么第 4 呢？这个是一定要记住的，髂嵴最高点的连线，穿过去的正好是第 4 腰椎，这些都是一定要记住的，这样我们就能迅速定位，不用一根一根去数了，这是背部的标志。

那么胸腹部的标志，大家记住了，胸骨柄上窝这个地方，就是天突穴，这个区它对着的是颈部的第 4 纬。那么胸骨柄和胸骨之间这个夹角对的是胸 2 纬，一直到后边。乳头连线对的是胸 4 纬，男性可以这样定，女性不大一样，有的乳房很大，很垂，那你就不能这样去定了。剑突区下边这对的就是胸 6 纬，肚脐对的是胸 10 纬。刚才咱们讲中枢的时候讲了，后边就是中枢穴。那么耻骨联合上缘，我们小肚子的最下边，耻骨上缘这段是胸 12 纬，你看这个胸 12 纬跑哪去了？它可不是在上边，是管到小肚子去了。这是胸腹部的标志。

上肢的标志，这个也要记住，要不然你不知道哪儿和哪儿相对。记住了，无名指和中指之间，桡侧是颈 7 纬，尺侧是颈 8 纬，无名指和中指之间是颈 7 纬颈 8 纬的交界。那么另外一个更重要的是内关穴区，就是内关这个区域，为什么要讲这个，因为以前我们搞针灸的都背过六总穴，里边有"心胸内关谋"，只要是心胸部的病变，扎内关就好，为什么这个内关就比别的好呢？因为它涉及颈 6 纬、7 纬、8 纬和胸 1 纬，这是个交汇，是都聚合在这，所以说你这一针就管颈 6 到胸 1 四纬区间，这四个纬脉区域的病变都能治。所以说这个是非常重要的区域，以前我只知道这个穴治这些病都挺好的，但不知道为什么，那么当我们知道了纬脉理论以后，知道它是一个交汇处，就知道为什么了。再一个，上肢桡侧缘，就是我们最外边桡侧，这是颈 6 纬，这个好记，尺侧缘是颈 8 纬，后边是颈 7 纬，这个上肢的手背这一侧，这个是颈 7 纬。那么掌面侧呢？是颈 5 纬，然后掌面的桡侧，上肢掌面的桡侧这块是颈 5 纬，然后这个掌面的尺侧，这块是胸 1 纬。把这些记住以后，你就直接知道取哪个穴位，就治这儿的病。你比如说我这两个手麻，针哪里？就针颈 7 纬、颈 8 纬，后边扎一会儿他就不麻了，痛也很快就解决了。这个取穴刚才我也讲了，从哪一侧取要根据虚实判断。我们具体讲到某一个病的时候还有具体的取法，还有变的，那是一个整体的规律，具体的还有特殊的一些规律。

下肢也是比较难记，实际上你记住几个也就可以了。第一个就是这个腹股沟区，腹股沟区呢，我们知道这个耻骨上缘是胸 12 纬，那挨着它的这肯定是腰 1 纬了，所以说腹股沟下方就成了腰 1 纬了。那髌骨区，膝盖这儿对着哪儿呢？对着是腰 4 纬，足大趾对着的也是腰 4 纬。那你说如果是腰痛，我给他针哪儿呢，如果是夏天我可以髌骨区周围取穴，如果是冬天裤子弄不上去，针哪儿呢，就在足大趾这个地方选穴，你就针个大敦，所以说要把这些标准都记下来啊。再一个就是足小趾，足小趾对应的是骶 1 纬。那么两踝间区，就是两个脚踝前边儿，这个区域是对着腰 5 纬，如果他腰痛偏下，那就针一个解溪。那么下肢后外侧，后边儿外侧，这是哪儿呢？是骶 1 纬，这个跟足小趾一样，这整个就是足太阳膀胱经的循行路线，对吧，膀胱经不也是足小趾吗，然后大腿后边整个就是足太阳膀胱经，实际上就是外侧是骶 1 纬，内侧是骶 2 纬，这就是两个。那你就知道了，如果是腿痛我可以针腿，我也可以不针腿，我直接针上髎次髎，也可以，针上去马上就不痛。昨天有一个从兰州过来的患者，膝盖痛，应该针哪儿，是腰 4 吧，本来准备给她针腰 4 呢，她说我腰这儿也痛，我一般是哪痛不针哪儿，就给她从肚子上选了一针，本来是想从任脉上选一针，结果一看，一次剖腹产，一次卵巢囊肿手术，肚子上有这个刀痕，又没法下针，那么我只能在任脉旁边针，为啥要选到这儿呐，这就涉及我们另外的一些理论了，而且你看，选到这儿就都已经到胸纬了，是吧，与这个没关了，但是依然有很好的效果。这里边儿都是有道理的，为啥要这么选，这也是以后我们要讲的。这个患者扎完以后呢，她去到我那个柜子那儿一靠，她就往下蹲，她是练瑜伽，有练瑜伽的朋友可能知道这个动作，咦，腰不痛了，膝盖也不痛了，没事儿了，说原来不能这么靠，就 1 针，就一会儿，膝痛消失了。

今天给大家讲的这个纬脉理论只是我们整个针灸体系的一部分，其他的像经脉理论怎么指导我们来治疗疼痛疾病，以及纬脉理论怎么治疗非疼痛性疾病，你比如说过敏性鼻炎不痛吧，哮喘它不痛啊，失眠不痛啊，这些怎么治？纬脉理论、经脉理论对这些有没有用？我告诉大家，效果很好。这些我们以后还有专门的安排，要连续讲几期，不重样儿的讲几期。今天有关疼痛治疗的基础理论咱们就讲到这。谁有什么问题呢，可以提一提。

问答环节

【问题 1】脚趾发木怎么治疗？

答：这个你首先要判断木的原因是什么。你看这个脚趾啊，足大趾是腰 4 纬，足小趾呢，是骶 1 纬，中间呢，应该是腰 5 纬，对吧。那么你就要问他，有没有腰痛，有没有骶部的痛。如果有，那也可能是压迫神经引起的。如果没有，它就可能是一个外周损伤引起的。你首先要做判断。如果是一个局部引起的麻木，比如说它的麻木范围是这么一块儿，判断了它的虚实以后，比如说是一个虚证，你就要从它的边缘扎针，麻木就会减轻了，等到范围小了，你再从它新的边缘扎，这样就慢慢缓解了。这种针法也是《黄帝内经》里面的一种针法。记得我大学毕业以后在武安工作，有一个朋友过来，说这个腿上这一块痛，也在我们针灸科扎，扎了几天了也不见轻，那时候我正好在看《黄帝内经》，里面谈到这种治疗方法，它说取疼痛的两头，然后我就从两头给他扎针，第二天来了，说疼痛范围少了一半，两头分别往中间少，等再从这个两头再扎，第三次就剩一点，然后再扎一次，就好了。所以说《黄帝内经》里面针灸的东西也是非常好的，很多都是实在的，像这个振埃法、发蒙法。发蒙法怎么操作很多人都不知道，包括你们书上讲的很多都是不对的。我想以后如果有时间的话，我们也会安排有关《黄帝内经》里面针灸这一块儿的讲解。总而言之我们老祖宗给我们留下的好东西太多了。

【问题 2】腰、胯、腿，正面、侧面都痛，怎么治疗？

答：刚才我给你看的几个区，你看到了吧？如果是这样，你就针他的华佗夹脊涉及的这几个纬。腿痛，不要到处都扎，哪儿痛不扎哪儿。除非是局部病变，可以在他的边缘扎针。你就针腰，迅速就能减轻。

【问题 3】贾老师主张不扎痛处，如何理解阿是穴？

答：这个问得好。其实我们针灸上很多时候是把阿是穴给讲错了。不是说一按这儿痛，啊，就是这儿，然后扎这儿。这个阿是穴，是这儿，一按它不痛了，这是按对地方了，它就好了。这个可能有两种理解，看你怎么去理解。另外，不针痛处呢，有一个好处。因为，你比如说，胳膊痛，一动就痛。我要是针到这个痛点上，针刺过程中他是不能动的，对不对？你必须得等到起完针以后，你才知道他痛不痛。那如果我针不痛的地方，我现在就让他找痛点，没了，就是好了嘛。对不对？这就是远离痛处扎针的妙处。

【问题 4】淋巴系统属于纬脉吗？

答：淋巴其实和血脉是一样的，它只不过是两个分支。就是它回流的东西不一样。也归到血脉里面去。

【问题 5】为什么说针刺止痛，而不说治痛？

答：其实可以，这个"止"和"治"我觉得都是有效的意思，但是我不能同时用两个字。因为这个"治"和"止"有一个不同在哪儿呢？治，是从医生的角度来讲，就是说，我是治病的主体。那么止痛呢，是从患者的角度来讲。所以说，用这个止痛呢，肯定更能够满足患者的需要。

【问题 6】运动伤痛止痛后，运动还是要减轻运动量，对吗？

答：是的，就是说，如果是运动伤，那你首先是要休息。休息的过程当中，我们做治疗。完了以后，也不是说不痛了就再去做伤害它的动作，必须等它完全恢复以后，再做同样的运动，它就没事儿了。就像我们大家做跑步运动、爬山，跑完步、爬完山浑身酸痛，是吧？那你要再接着跑是不是更痛？一定的。如果说你休息过来了，休息了一周，你再去那样跑，还痛不痛了？就不痛了。所以说这个运动伤，必须等它完全恢复好了以后，再运动，而不能在治疗的过程中，做更多的运动。

【问题 7】如果是组织发生器质性病变能否有即时或远期效果？

答：可以的，这是可以的，即时和远期效果都会有。如果没有的话，那就跟吃止痛药一样了。其实，你不治疗，机体还能自我修复呢。

【问题 8】带状疱疹后遗疼痛，如何定虚实？若用纬脉定位如何应对体表标志、针刺深浅？

答：仍然是根据脉象定虚实。其实带状疱疹更是一个纬脉病变，因为它就是沿神经节段分布的，所以说这个用纬脉理论治疗是最适合的。

【问题 9】一穴两用，那方式方法是否不相同？

答：一穴本来就是有好多作用，只不过是有的时候你不知道。比如说我刚才举的这个例子说风府治失眠、治嗜睡。那只不过是大家不知道，书上没写过。并不是说这个穴位就只能治这两种疾病。扎针的方法是否不同？这个我们在讲手法的时候要专门讲，这里面是有诀窍的。

【问题 10】针刺手法、行针手法，在治疗中重要吗？

答：非常重要。我举个例子。李少波老师教给我点穴治病，说实在的，老先生 101 岁教我的时候，我都是主任医师好多年了，临床工作 30 多年了，我都不敢相信。我问老师这个点穴用多大力，他当时给我示范，用的力量很轻，我当时想老先生 100 多岁了没力气，别人点穴都点得龇牙咧嘴的、叫的，他这个就没感觉啊。然后我说得点多长时间呢？他说三到五个呼吸，就是呼吸三五次，我就更不敢相信，这个力度，三五个呼吸就能解决病痛？但是我相信老人家的人品、老人家的学术，等我回来了以后，我就验证了他的方法，有一天晚上我值班，我们一个护士的父亲，是个肾衰、心衰、冠心病、心绞痛患者，入院以后每天都在点硝酸酯类药，点上去倒是不痛了，不痛了就给停了，结果停了的那天正好是我值班，然后他心绞痛又犯了，站在护士站那叫我，我到了以后，我说先给你试试点穴，然后就给他点这个巨阙穴，这个以后我会讲，点巨阙穴的时候，我就按李老的手法，做了 5 个呼吸，患者就不痛了，心绞痛立即就缓解了。护士说那他那个药还要不要再加上，要不他晚上再痛怎么办呢，我说加上。

结果到 11 点半的时候他又开始痛了，患者见我点穴，他也自己学着点，点了半天，好几分钟，也不见缓解，这会儿又过去叫我，叫我再给他点上，我点了 10 个呼吸就解决了。患者就问我怎么你点管用，我点就不管用呢？我说这里边有诀窍。这就是手法的问题，关键是跟呼吸保持一致，呼气的时候往下用力，也就是往里用力，吸气的时候，手的力量稍微随着它往起放松点，不要用这么大的力，这样的话，你这个点穴就和他的呼吸节律，和他自身节律是保持一致的，这样就迅速地把人体的这种不顺调顺了。就好像一个水管子，那个泵往外涌，你给挤压，不泵了你抬手，你啥也弄不成，但是你顺着那个节律，很省力的，自然而然的，就迅速解决了。一定是患者的呼吸，而不是自己的呼吸，如果按自己的呼吸调别人，就是用自己的观念去纠正别人，那是不对的。一定要符合他自己的节律，那么你怎么去影响他呢，你告诉他，你呼吸快点，呼吸慢点，这是你告诉他的，但是还是按照他的节律来的，永远是按照患者的节律来。这是手法的重要性，也是纬脉理论对手法的特殊要求，刚才也说了，这个针刺、点穴都是这样的。

【问题 11】针刺止痛从忍到容，从有察觉到无察觉，算不算掩盖病症、自我欺骗？因为所有的外在症状都是内在紊乱的外观。

答：你把它当作欺骗实际上是不对的，就像你悲痛了，你强忍着，不表现一样，你不能说你欺骗你自己，是不是？那么机体痛了，它产生镇痛意识，它也不是欺骗，它只是增加了你抗拒疼痛的能力，因为疼痛本身会继发好多东西，你比如说一痛，我这个腿就不敢动了，不敢动时间久了就萎缩了，萎缩了你就更不好治了，这是疼痛产生的继发问题。如果痛止住了，他就能运动了，你只有止住痛，他才敢运动，对不对，那么他一运动，他实际上就迅速恢复到一个健康状态，也不会产生继发的问题。这个不能叫欺骗，这是一种自我保护、自我调节的手段，医生只是去帮助他，谈不上欺骗不欺骗，所有的欺骗和不欺骗是主观的，所有的客观变化都不能叫欺骗。

【问题 12】纬脉理论止痛、治疗其他症状是治疗根本吗？

答：这就取决于你的判断，病变的虚实，病位的定位，你判断的是不是准确的，如果准确，一次就好，如果不准确，只能暂时缓解。

【问题 13】如果跟腱断裂该怎么办？

答：手术，断了你还能解决吗？

【问题 14】如何理解烧山火手法在气血层次的作用，起作用是在神经还是血脉？

答：一定是综合的，你不可能只作用于神经不作用于血脉，咱们一直在强调它的关联性，不要分开去讲。

【问题 15】多个纬脉同时发病是否可以同时用针？

答：可以，但是如果很广泛了，应该怎么弄，我刚才也讲过了。

【问题 16】针刺的深度是多少？

答：这要根据具体情况而定，下午我们讲每一个病的时候会讲。

纬脉针灸特效疗法精要

各论

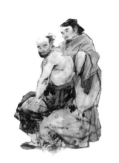

　　上午咱们讲纬脉理论，等于是讲了一上午全是空的，但是空的又是实的。因为如果不懂这个理论，下面讲的每一个东西记起来就太费劲了，所以说上午我们是只讲了理论，下午我们就要分开讲每一个部位的疼痛，给大家准备的是120个部位疼痛的针刺治疗方法。

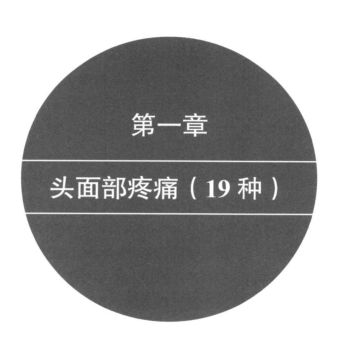

第一章

头面部疼痛（19 种）

我们先讲头面部的疼痛。上午我们在讲这个脑的纬脉的时候，头部的共 12 个，那一块大家应该感觉比较乱记不住，但是我们到每一个具体的部位时记起来应该就稍微容易一些，总共也不太多。

枕部头痛

首先第一个，我们讲一下枕部疼痛。枕部疼痛就是头后边疼痛，后边痛上午我们讲的时候说，治后边的是颈部的颈几纬脉来着？颈 2 纬是吧。实际上颈 2 纬和颈 1 纬，颈 1 纬呢更靠中间一些，也是因为在头皮上它的投影范围更小。所以说它在哪个里边归属呢，在纬脉里边的颈 1 纬和颈 2 纬这两个部位。那么如果枕部疼痛，我们就可以在风府以及第 2 颈椎的棘突下旁开，针夹脊穴，都是可以的。为什么我今天讲的重点是夹脊穴？因为夹脊穴是很安全的，你怎么扎都不会有风险。如果教给大家的是有风险的，回去一操作出事了，说贾老师教我的，这我就罪过大了，先不说你错不错，操作上有没有错误，给患者带来的伤害就是很难弥补的，所以说我们既要安全，又要有效，而且还要很有效、有特效，而夹脊穴要用好了是可以非常安全有效地治疗好多种病。或者是针风池穴，就是再往外一点，风池，搞针灸的都很熟了，风府和翳风之间连线的中点，这几个穴位都是可以的。但是注意，不是说这几个穴位都扎上，你扎任何一个都可以。你看，我这是给大家列了四个，一个是风府，一个是风府旁开 0.5 寸。风府呢，在我们针刺里面、在头部，实际上也是风险最高的一个穴位，当然我说的风险高是你不知道怎么弄，不注意的时候，就容易出问题，但是一般情况是没问题的，很安全，我扎了三十多年也没事儿。这个风府旁开 0.5 寸呢，那就更没事了，更安全，这些都可以治疗这个痛，再一个就是棘突下，颈 2 棘突下这个夹脊穴，0.5 厘米这么一个距离，实际上你稍微宽一点稍微窄一点也都不要紧。再就是风池，风池也还是比较安全的一个穴位，那么这个针刺的注意事项主要是深度的控制，这个风府呢，一定是控制在同身寸 1 寸。大家知道 1 尺等于 10 寸，但不要按那个来，那样就错了，因为有的人瘦，有的人小，像小孩，那你要是 1 寸按照那个找，就把脊髓给伤着了，你针到那儿里以后有风险，会要命，所以说这个是同身寸，按照患者自己同身寸来刺。以后我们讲到的所有的寸都是患者的同身寸，不是尺子上的，一尺的 1/10，不是那样。这是枕部疼痛的治法。

颠顶疼痛

颠顶痛，头顶部位的疼痛，这个部位大家刚才看纬属的时候没看到它划到哪个里边去，这个地方真的是不好划。前边是三叉神经，后边是枕部的神经，上边呢正好也都在中央汇聚，中间正好是百会，我们说百会穴其实是所有神经分支的聚合点，实际上这个地方呢就是最高点，神经是从这儿最细然后越来越粗，血管也是从这儿往周围越来越粗，那么这个点实际上就是最高点，这个最高点很重要，怎么判断？如果说给大家一张地图，那张平面地图什么字都不要写，不要说这是哪个山这是什么峰，如果不写，你看地图的时候怎么判断哪个地方海拔最高呢，你就看它分叉那个细枝最后在哪聚，在哪聚哪里就是最高。你仔细想啊，水从高处往下流，越合越粗，对不对，江河就形成了，最粗的在下边，那么人也是一样，百会这个穴正好是神经末梢在这儿，没有一根大的神经，所以说这个部位古人叫这个名字我都不知道是怎么起的，起得这么好，你说它就在督脉上，那督脉上这么多穴位怎么就它叫百会，我也搞不清楚古人怎么发现的，可能是在练功当中发现了这里有一些特殊的感觉，我估计是这样来的，但这个名字起得很好。那么颠顶痛呢，基本上就是百会部位的痛，百会周围，我们选穴有经典的选穴，一个是选百会穴，或者是选百会周围的四神聪，这个就比较简单了，两耳尖往上划线，正中间基本上就是百会，前后左右四神聪，可以针一个也可以同时都针，也可以光针四神聪，都可以。但是这个头上除了头皮就是骨头，连肉都没有，底下是帽状腱膜，只能是斜刺或者平刺。我不知道有多少朋友体会过针刺感是啥感觉，我上大学的时候让老师给我扎头上的穴位，我一个一个体会，身上的穴位我自己扎，基本上能够得着的穴位，我都给自己扎过。每一个穴位什么针感我都体会过。所以说我给患者扎针不用问我就知道是啥感觉。那么这个百会呢，针上之后真是没啥感觉，不怎么痛，好像跟没扎似的，当然有时候你扎不好，扎到骨头上了，会有感觉。不能垂直刺，因为针连立都立不住，所以说只能是斜刺或者平刺，基本上是平刺。这个起针的时候要注意一定要按压，头皮下面的血管很丰富，你起针，尤其是针粗了，容易出血，所以说一定要按三分钟，这样不出血了，再松开就可以了。这是颠顶头痛的时候，针这两个穴位就可以了。

颞侧头痛

下一个是颞侧头痛。颞侧头痛呢，它主要是三叉神经分布的区域，所以它的纬属在这个三叉神经。三叉神经其实整个面部分布很广，从上边一直到下面都是，所以说分布很广。那么颞侧头痛呢，选一个纬的穴位，就是上关，上午咱们看过这个，那几个分叉都集中在这个地方，但是为啥就选择上关呢？因为颞侧疼痛主要是在咬牙的时候，你会感觉到那几个肌肉是鼓起来的，这个区域内的疼痛，就针上关，特效。至于为什么要选这个穴位，其实我是结合了李老李少波老师教我的针筋法，因为这个肌肉，整个汇聚在上关这个穴位上，那么你扎上这一个穴位，整个这一片就都治疗了。所以说这个疼痛非常迅速地就能止住，刺法就是直刺，很安全，没什么事儿。

前额头痛

再一个就是前额痛。前额头痛的时候，它的纬属还是三叉神经这一纬上面，选穴是攒竹，用平刺的办法，对额部头痛效果很好。不需要扎那么多，什么阳白啊，不需要，就这一个穴位就可以了。还是平刺。

眉棱骨痛

还有一个就是眉棱骨痛。这个地方痛，它的纬属也是三叉纬，穴位选鱼腰就可以了。也是采用平刺的方法，这个还是效果很好的。刚才上午讲过说哪痛不针哪，主要指的运动性部位，像骨关节、肌肉哪痛就不针哪。像这种疼痛部位，它不怎么运动，在这个地方针，是没有问题的。

眼睑疼痛

再一个就是眼睑痛，这个主要指的是上眼睑痛。上眼睑痛仍然属于三叉纬这一区域内，那么针刺，我们选的穴位，注意我这里讲的都是一个穴位，丝竹空或者用鱼腰都可以。这个穴位既治眉棱骨痛，又治眼睑痛。丝竹空在眉的尾端这个地方，这个效果也是非常好的。治疗还是平刺。

结膜疼痛

再一个就是结膜痛，眼珠子痛，这个表现一般就是红，痛。它的纬属也是三叉纬，选穴是太阳穴，这个就不用针了，用点刺放血，效果是最快的。当然了还有其他一些治疗，比方说耳尖放血，也都是可以的。但这一个穴位就够了。

眼球疼痛

刚才的是结膜看上去眼是红的，这个是眼珠子痛。这个怎么针，眼球看上去不一定有事，但是感觉眼球痛，那么选用的穴位就是承泣。这个穴位针刺要注意了，就是你如果右手扎针的话，左手拇指把这个眼球往上轻轻地固定一下，然后从下边进针。这样的话你就不会伤到眼球，再有，扎针的时候，扎进去，不要做提插捻转，这是不可以的。因为眼球周围的组织特别疏松，你给弄破以后，它就容易出血，出血就针出熊猫眼。起针的时候还要按压，按压的时间长一点，3～5分钟。如果说出血了怎么办？实际上也没什么，过几天吸收了也就好了。为了促进吸收，我们给他口服三七粉，每天3g，促进吸收就可以了。

鼻痛

再一个就是鼻子痛。鼻子这个地方还是三叉神经的分布范围，三叉纬的范围。那么这个穴位呢，我们有两个可选的，一个是印堂穴，印堂穴在两眉正中间，眉心这个部位。这个鼻子呢，我们上午说了，鼻子实际上在我们人体内是最高的，至高无上的一个，但是，发育的时候，给挪到中间来了，到这个面部正中间了，其实它是最高的，你看12对脑神经，第一对是啥？一嗅，是嗅神经。你再看看那些动物，那些狗、猪，最前面的是鼻子，这个鼻子呢，它为什么在最前面？因为它安全距离感觉得很好，能感觉到食品那个气味在哪儿。所以说鼻子在人体内是至高无上的，在所有动物都是一样。那么印堂穴正好是在鼻子和额头之间，还是在鼻子这个范围内，这是一个经验用穴。还有一个就是睛明，睛明是在眼角这个地方，这个地方针刺的时候跟针刺承泣也是一样的，也强调要把眼球往一边稍微挪动一下，进针的时候也不要提插捻转，有针感就行了，这儿不需要针太深。这个针得比较浅点，针到骨膜上就可以，然后他这个鼻子痛很快也就缓解了。这些地方除了针刺也可以点刺放血，像小孩他有时候不会配合，点刺放血也是可以的。针刺起针以后也要压3分钟以上，防止出血。

下颌关节痛

下颌关节痛在临床上很常见。记得有一天我查房，一个老人家说痛了半个月了，我说你怎么不早说呢？因为我是每周查一到两次房，当时我就和学生说：你去拿针，给他扎针。针哪个穴位呢？就是颊车。扎上去以后，一定要让他活动下颌关节，你别扎上不动，不动就不容易好，然后你再留针，这样你起完针他就不容易痛，如果说第二天还没完全好，你可以再给他扎。

腮腺疼痛

腮腺痛。这个腮腺痛很痛苦，今年春天我去爬华山，上去以后，晚上喝了点酒，夜里腮腺痛得不得了，把我都给痛醒了。这个腮腺痛怎么治呢？就针翳风，或者是针下关。下关在上关下边，或者是针耳朵后面的翳风。这两个穴位都可以，针一个也行，合起来也好，它止痛效果是非常快的。

牙龈疼痛、牙齿肿痛

再一个就是牙龈痛。牙龈痛选下关或者听宫，这两个穴位都可以，选任何一个都行。牙龈痛在选下关穴的时候，大家要注意，一定是闭上嘴取穴，闭上嘴，不要动了，我们说扎上针都要动的，但是这个就不要动了，因为一动针就卡在那儿再也不敢动了，直刺进针就可以。像这类病人，牙龈有肿痛的话，再告诉大家一个食疗的招儿，就是让他煮海带水喝，比吃黄连上清颗粒什么的都要好得多，因为我们原来搞过一个食疗的软件，有一天我牙龈痛，我就用我们的食疗软件，结果出来五个方案，其中有一个就是煮海带，我家里还正好有，就煮海带水喝，晚上喝下去，第二天早上起来就一点儿都不痛了。这个比我以前用的那些黄连上清、牛黄上清等，比那些要好得太多了。所以说这个食疗的方法可以配合起来，这样就更好。牙龈肿痛还有一个可以用的，就是蚕蛹。我记得有一次我去延吉开会，也是牙龈肿痛，吃饭的时候上来一桌菜，啥都有，牙痛啊，不能吃啊，但是那个蚕蛹呢我没吃过，我就吃吃看吧，那个也比较软，就吃了几个，结果吃完了第二天牙痛就完全好了。我就想起中药里面的僵蚕清热解毒效果那么好，可能这些还真是有关系的，这也是一个生活的经验，可以配合着用。

腭部疼痛

再一个就是腭部疼痛，这个痛可能大家遇到的比较少。上腭这个地方疼痛，这个疼痛怎么弄呢？你针哪儿？这个选太阳穴。针太阳穴和我们平时的针法不一样，这是比较特殊的一个针法，你必须得针刺到蝶腭神经节上。同仁医院有一个老大夫治疗过敏性鼻炎，他就是针这个穴位，他怎么针呢？他是从颧骨下方进针，后来我发现我们从太阳穴进针更好，我们体表定位的太阳穴，跟水平面15°，和前面15°，这样你进去就正好扎到这儿，扎到这儿以后他这个针感往哪走呢？往鼻子、往上颚走，然后这个疼痛迅速就止住了。我这儿有一个患者，一个姓董的女士，软腭癌做了手术以后，一直痛得很厉害，那么我给她扎上针以后立即就把这个痛给止住了。但是这个疼痛它有一个特点，就是老反复，必须与药物配合起来。但是疼痛剧烈的时候，这是一个很不错的方法。好，这个选择的穴位太阳穴，针刺的时候注意15°夹角就可以了，注意针感。只要有这个针感，疼痛立即就止住了。

口腔溃疡疼痛

昨天还有一个朋友问我口腔溃疡怎么治？口腔溃疡治法很多。很多是去火的，实际上有的时候肾虚也会引起。但是如果患者痛得厉害，怎么办呢? 针灸能治吗? 能, 非常快的。选用的穴位有两个, 一个是承浆, 一个是风府, 这两个都可以迅速缓解, 你就任意选一个。针的时候注意深度, 承浆穴要针到骨膜这个深度, 风府控制在 1 寸范围内来找针感就行了。

舌痛

在临床上这个舌头痛其实挺多见, 比较难治, 无论是吃药还是针灸都是比较难治的。尤其是这个疼痛, 你扎上去有效, 拔完针就犯病, 这种情况非常多见。那么我们怎么来让疼痛迅速缓解呢? 你可以针下关, 也可以针听宫。上午我们讲的时候还有一个, 实际上大家如果把那些知识记住的话, 扎翳风也是有效的, 选这几个穴位, 任意选一个都会起到作用。这个注意事项, 就是下关一进针就不要张嘴运动, 听宫也是这样, 张开嘴以后一旦扎上去就不要再闭住了, 保持张嘴的动作。

鼻咽痛

鼻咽部涉及的纬属是颈 2 纬这个部位。实际上还有一个舌咽神经的这个部位, 也是跟它相关联的。但是这里不容易找到它对应的穴位, 我们针刺选定的穴位是翳风穴, 翳风穴就在颈 2 这个纬度上, 这个穴位治疗鼻咽痛疗效非常好。我们都知道少商放血挺好, 我估计大多数人都知道, 但是翳风治疗鼻咽部疼痛就不一定知道了, 但是这个疗效是特别得好, 这个针上去以后呢, 你会感觉到针感就往嗓子里窜。一般来讲 5 ~ 10 分钟基本上痛就止住了, 这个应该说还是见效比较快的。鼻咽痛是指的鼻咽部, 靠鼻腔, 靠上的。

口咽痛

口咽痛就是正对着口腔后面的咽部痛, 从纬属上来讲它是颈 1 到颈 2,

那么穴位呢？选哪个？选翳风与天容连线的中点。天容穴怎么取？就是下颌角后下方 1 寸，这个地方是天容。天容和翳风之间，正中间，这个穴位，如果是口咽部疼痛，垂直进针，它就窜到咽部了，疼痛也就迅速止住了。口咽部疼痛的时候就选择这个穴位。

喉咽痛

那么喉咽部疼痛呢，就是我们咽喉，这块痛的时候，那应该选择天容穴了。你看这个鼻咽痛、口咽痛、喉咽痛，这是嗓子痛，如果是范围广，三个同时扎就可以了。

耳痛

耳痛就选听宫就行了，它也对应三叉神经，三叉纬这个分布的范围，就选听宫，也是张开嘴取穴。

好，头面部的就讲这么多，讲了 19 种疼痛。

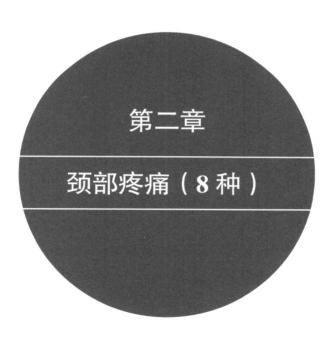

第二章

颈部疼痛（8 种）

甲状腺疼痛

下面我们就往下接着讲了，讲颈部疼痛。颈部疼痛有8种，有8个治疗方法，首先是甲状腺疼痛，甲状腺疼痛在临床上尤其是甲状腺炎的时候会有，其他时间很少见到，那么它从纬脉归属上来讲属于舌咽神经，穴位呢，就是廉泉穴，这个扎上去以后对甲状腺疼痛效果是很好的。扎上针以后就别说话了，也不能做吞咽了。这个时候就要他坚持。除了廉泉也可以选择翳风、天容。

胸锁乳突肌疼痛

再一个就是胸锁乳突肌的疼痛。胸锁乳突肌呢，从我们这个乳突到胸锁关节这个地方，锁骨的内端，这块肌肉。在转头的时候能摸到的最硬的肌肉。如果是这疼痛，怎么来针？这个针法比较特殊啊，从两个附着点扎，如果是下边痛，扎上边这个附着点。如果上边痛，扎下边这个附着点。一活动，迅速减轻了。注意啊，这个是针两头，这没有一个穴位啊。只是从一个附着点那里针。这是颈2纬到颈4纬。因为他们的这个纬区跨度比较大，是颈2纬到颈4纬，所以说很多包括膈肌的病变都可以在这个范围内找到相关的穴位。因为今天咱们重点是讲疼痛，这个膈肌痉挛的问题就不讲了。

侧颈部疼痛

侧颈部的疼痛选用风池穴，风池穴就是枕骨两边的穴，针上去以后尽量靠近颅骨这个底部这儿，让它越靠近这个边儿越好。然后你让他做这个活动，颈部转动，颈部找这个疼痛，如果找不着，就说明好了。

后颈部疼痛

再一个就是后颈部的这个疼痛。后颈部从颈 1 一直到颈 7。一般来讲，在选穴的时候呢，我是主张少而精，不选那么多的。那么选一个穴位就可以，一个大椎，就很有效！扎上去以后让他做这个颈部的旋转，转圈，如果抬头低头都没有了疼痛，就行了。这都是很快的，立即就减轻了。我记得还有一个病人，脖子一活动就嘎嘣嘎嘣响，针上去以后再活动就不响了。就这么快！这个其实一开始我在试的时候也没有想到他这个响声都能迅速地缓解。大家可以验证看是不是这样。但我反复验证是这样的。再一个就是颈 7 的夹脊，就是大椎旁边的夹脊，这个针上去也很有效。但是颈部大椎穴针刺的时候啊，这有一个技巧。就是首先你要熟悉这个解剖。因为颈部这个大椎啊，它和椎体之间这个棘突之间的斜角特别大（图15）。你要是这么进针那就针到胸椎下一个椎体的骨头上去了。一定是这么斜着往上扎。那么斜的角度一般来讲是 30° 或者是 45°，如果低头那就不用斜着进针了。所以说这个要根据颈部的姿势来确定这个度数。这个扎上去之后他颈部活动也没问题。针刺的深度一定要比较深一点：1 ~ 1.5 寸。因为大椎的棘突比较长。这个是比较安全的。

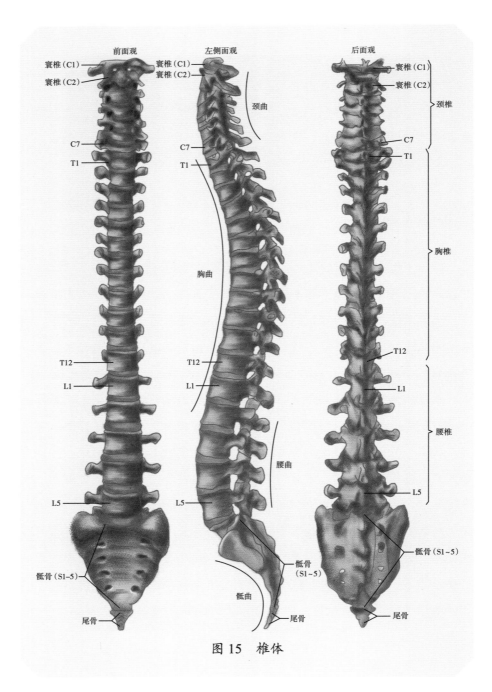

图 15　椎体

88

上颈部疼痛

上颈部疼痛，就是说我这个脖子痛啊，就在这上面，上面这一节痛。这节儿痛选穴位选哪呢？选承浆。非常有效，这也是古人的一个经验。在古代的针灸歌赋我忘了是哪一个里面讲过了。扎上承浆以后呢，你就让他做这个转动，让他低头抬头感觉有没有疼痛。所以说这个承浆治疗上颈部疼痛是一个特效穴位。

中颈部疼痛

中颈部疼痛就是颈部的中段痛。这时候选哪个穴位呢？就是针这个穴位：臂臑。这个功效是我发现的，我徒弟孙主任专门写了篇文章在杂志上发表了。治疗颈部疼痛，非常好。我记得有一天在门诊，我们中日友好医院的疼痛科在全国是比较有名的，这个脖子痛的患者来我们这儿求治。身上带着一个止痛泵到门诊来找我。我说今天不给你治，我给你治了你好了，那到底是止痛泵治好了还是我针给你治好了？我说到你不打止痛针的时候再来找我。患者出院的时候说已经花了两万多了，但还是痛。这时候我们就给他扎针，扎完针他自己讲，立即就缓解了一大半。针的哪个穴位？就是这个穴位：臂臑。针上去以后得让他做这个脖子的正常运动，迅速就能缓解。颈部中间这一段上下痛为主的时候，选这一个穴位，就可以。

下颈部疼痛

下颈部疼痛从这个纬属上来讲是颈 6 纬和颈 7 纬，再加上胸 1 纬。选用穴位的时候，选用璇玑。璇玑在胸骨柄上这个地方，实际上就在胸骨柄这一块儿扎进去就可以，扎上去以后扎到骨膜上，让他活动，做正常的脖子运动，疼痛迅速就可以减轻，如果是很轻的迅速就可以没有了。选一个内关也行。我们都知道内关治心胸的疾病，治颈椎病也很好。昨天还有一个患者也是扎上内关就不痛了。上午我讲了，内关是好几个纬的汇聚区，所以内关区治疗的疾病非常广。再一个就是大陵，大陵在内关前面，扎上针以后让他做颈部转动。大家先记住这么多吧。实际上还有好多穴位，能记住这些已经够用了。

咽喉疼痛

咽喉地方的痛太常见了。它这个纬属是舌咽纬和颈 1 纬到颈 2 纬。穴位还是天容穴。天容穴治疗咽喉疼痛、声音嘶哑，这个穴位是很好用的。这个穴位我最早是用来治疗哮喘。《黄帝内经》里面有振埃法治疗哮喘，当然它不叫哮喘，但是它描述的就是一个哮喘症状，疗效非常好，平喘特别快。

这是颈部，我们就讲这八种疼痛。

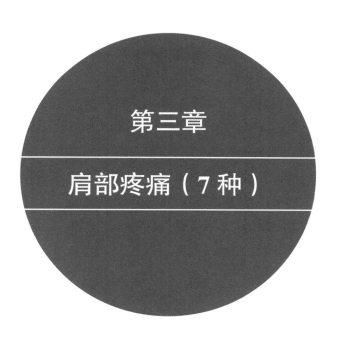

第三章

肩部疼痛（7 种）

锁骨疼痛

下面我们讲一下肩部疼痛，肩部疼痛有 7 种。第一个就是锁骨痛。锁骨这个地方痛，它的纬属是颈 4 纬到颈 5 纬这个纬度上，那么针刺的时候针哪呢，针颈 3 的夹脊，或者颈 4 的夹脊，或者是合起来，都是可以的，这样不只锁骨本身的疼痛，对于锁骨这个区域的疼痛，都能起到非常快的止痛作用。

肩前屈疼痛

再一个是肩膀前屈的疼痛，这个肩膀痛，那么这个呢，前面这儿是颈 5 纬纬属上，颈 5 纬要扎哪呢？要扎颈 4 的夹脊，颈 4 棘突下，它的夹脊穴，大家想颈 5 纬的病为啥针颈 4 纬？7 个颈椎嘛，8 个颈部的脊神经，最上边，第一个脊神经是在第一个椎体的上边，那么第四个椎体下边就是第五脊神经的走向，所以说我们在取穴的时候，就要取颈 4 的夹脊。这个肩膀前屈痛，你就给他扎上就让他去活动。

肩外展疼痛

肩外展疼痛就是胳膊外展的时候痛，这个是颈 6 纬的毛病，这时候针颈 5 的夹脊，扎上去以后也让他做活动。1 周前，来了一个中医爱好者，她老公过来看病，肩膀痛，痛了已经有一两个月了，然后我就教给她，针颈 5 夹脊穴，第一次扎完了马上就轻松多了，但是还不会完全消失，回去以后她就照着那个针眼给她老公扎，结果过了一周又过来了，说不痛了，已经好了。这个是很安全的，我给她说了你就这么扎，稍微错一点也不要紧，不会有问题。有时候不要指望一次就好，一次能有一个显著的效果已经很好了。

肩后伸疼痛

还有一个肩后伸疼痛，肩膀后伸的时候疼痛。胳膊往后伸的时候痛，这是颈 7、颈 8 纬的问题，那么针刺选择颈 7 夹脊，你看都针脖子，不影响活动。我再强调一下，运动系统的病，哪痛不要针哪，哪痛针哪完了还是痛，如果你针别的地方，他那里动完了不痛了，恢复正常了，就好了，这是窍门。

肩胛冈上疼痛

再一个就是肩胛冈上疼痛，肩胛冈上面这块儿肌肉痛，这个区域呢，它仍然属于颈 7 纬颈 8 纬，那么我们的选穴仍然是选择颈 7 的夹脊，就是大椎旁，进行针刺，这个针后就能迅速缓解。

肩胛冈下疼痛

再一个就是肩胛冈下疼痛，冈下肌，就是我们的肩胛外的这块肌肉，这块痛的时候，它属于胸 1 纬的毛病，治疗就选用胸 1 夹脊，胸 1 夹脊就是大椎夹脊的下面，直刺，就可以了。

肩胛缝内疼痛

经常有人说我这肩胛缝里边痛，外边也摸不着，就是里边痛，就是这块骨头的下边，它里边也是有肌肉的，这个里边痛针哪？有的就是从肩胛缝进针，其实有一个很安全的穴位：肩髃穴。我们抬起肩膀来，这里有一个坑，这是肩髃，肩髃前 0.5 寸，就是往前，抬起来，往前 0.5 寸的这个距离，放下来以后放松，进针，扎到骨膜上，这时候让他做这个动作，他马上就不痛了，肩胛缝痛的时候是针这儿。

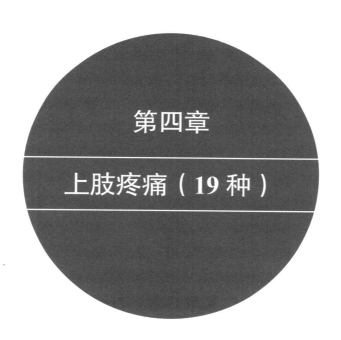

第四章

上肢疼痛（19种）

下面我们就讲这个上肢疼痛。像刚才还有一位学员胳膊痛，我给扎上了，现在痛不痛啊？（学员回答："不痛了"）不痛了啊，好的，她这个也痛了一个多月了，是吧。嗯，这个上肢痛很多啊。因为上肢干活多，所以说它伤着的机会也多。

上臂前侧疼痛

上臂前侧痛它属于哪的毛病呢？属于颈5、胸1纬的毛病。那么针刺哪儿呢？颈4夹脊，胸1夹脊，或者是内关，也都是迅速缓解，就是我们这个肱二头肌这个区域痛的时候，就针这几个穴位就行，这两个夹脊针上去不影响他的活动，针上内关也不影响他的活动。如果活动完不痛了，那就不痛了。

上臂后侧疼痛

再有一个就是上臂后侧痛，后侧痛呢，属于颈7、颈8的纬度，选穴就是颈6夹脊，颈7夹脊，或者是选用天井穴，针这个穴位也可以。但是这个穴位针上去以后不做肘部的屈伸运动，可以做胳膊的运动，这样就可以治疗上臂后侧的疼痛。

上臂外侧疼痛

再一个就是上臂外侧，我们讲过，上臂外侧是颈6纬的走向，穴位就是颈5夹脊，或者是列缺穴。列缺穴还在颈6纬，还在这上。所以说你选择任何一个穴位都可以。上臂外侧的疼痛就这么取穴。

上臂内侧疼痛

如果是上臂内侧疼痛呢？是颈 8 纬，用颈 7 的夹脊，或者是后溪穴。如果是这里边痛，针后溪，刚才那个学员我给他扎的既不是颈部也不是后溪，是给他选的一个相当于少海穴的这个部位，其实这一块儿，针上去以后，这个肌肉的起点，针在他的骨膜，和起点的附近，不影响他活动，这样他如果活动，这不痛了，那就解决了。所以说不管取哪个穴位，都要不能影响他的运动。

肘窝疼痛

还有一个就是肘窝里面疼痛，这个肘窝这里纬数上是颈 5 和胸 1。因为这个地方是胸 1 纬的走向，这边是颈 5 纬，那么选穴的时候，选的是颈 4、胸 1 的夹脊，或者是选内关。这个跟前面选穴基本是一样的。

肘外侧疼痛

再有一个就是肘外侧痛，我们经常说这个网球肘，肘的外侧痛。那么这个部位呢，是颈 6 纬，选穴就是颈 5 的夹脊穴，针上去以后让他活动，或者是选用阳溪，或者阳池。阳溪这个地方呢，扎上去以后你就让他做动作，找这个疼痛，一般来讲，如果他是伸的时候痛，扎上去以后让他做这个伸的动作，就可以迅速缓解。或者针阳池，也是可以的，阳池你要是针的时候，一般来说要避开肌腱，但是我认为你最好直接扎到这个肌腱上，不是真正的阳池，而是这个伸肌的肌腱上，你扎在这儿，然后活动，很快就不痛了。网球肘，我们要针的时候，不是在这儿扎，你在这儿扎多少他都好不了，这本身就是个伤害，你再扎上他又不敢动，你起完针了，他还是痛，就是可以很轻微的减轻，但是老治不好，因为他是运动伤，里头有伤，你给他扎这些地方的时候，这个痛止住以后，随着他的运动，他的整个局部的结构就捋顺了，捋顺就好了。

肘内侧疼痛

再一个是肘内侧痛，这个肘内侧痛呢，往往是不能提东西，一提东西就痛，或者说不能够做这个动作。这个时候你就选用颈 8 纬，这个颈 7 的夹脊就是颈 8 纬，或者选择大陵穴，这个针上去以后做运动，也很快就好了。

肘后疼痛

肘后边痛，这属于是颈 7 纬、颈 8 纬，选用穴位颈 6 和颈 7 的夹脊，或者是外关，内关和外关这两个穴位呢，大体上是相对的，针刺外关对这种疼痛的治疗，也是可以非常迅速就缓解的，但是我们很少这么来治。

前臂屈侧疼痛

再一个就是前臂屈侧疼痛，这属于颈 5 纬和胸 1 纬，胸 1 到这，这边是颈 5，选穴选颈 4 的夹脊，胸 1 的夹脊，或者针内关，这个前臂内侧痛针内关可以不运动，可以不活动，扎上去保持静止。因为运动的时候里边肌肉肌腱都在动，所以他不敢动，也不需要动。如果你针的是颈部的夹脊，胸部的夹脊，这个没问题，这都可以动。

前臂桡侧疼痛

前臂桡侧痛，这属于颈 6 纬，那么取穴是颈 5 夹脊，或者是列缺，跟上臂外侧痛是一样的。

前臂尺侧疼痛

前臂尺侧痛，这是颈 8 纬的问题，取穴是颈 7 的夹脊，或者是后溪，这个和上臂内侧痛取穴是一样的。

前臂伸侧疼痛

前臂伸侧痛是一个外侧痛，这属于颈 7 纬和颈 8 纬，那么这个夹脊穴呢是颈 6 和颈 7，或者是外关，针外关时胳膊也是就不要动了。

腕关节屈曲疼痛

下边是腕关节屈曲疼痛。腕关节往回屈着的时候痛，这个是颈 6 纬、颈 7 纬、颈 8 纬的纬属，那么就针相关的夹脊穴，或者是针内关就可以解决。另外针少海也是可以的，针上去以后让他做这个屈曲动作。

腕关节外展疼痛

腕关节外展的时候痛，这属于颈 6 纬的毛病，针刺就是颈 5 夹脊穴，或者是针列缺，扎上去以后注意，腕部的疼痛呢，先做划圈的动作，顺划 3 个圈，倒划 3 个圈，然后再做原来引起疼痛的动作。为什么这么做？最后我们讲针刺止痛几个增效的方法会涉及。

腕关节内收疼痛

好，这个腕关节内收痛，刚才那个朋友就是啊，针颈 8 纬，也就是颈 7 的夹脊，或者针后溪就可以了啊。

腕关节伸展疼痛

腕关节伸展的时候痛，往外伸的时候痛，还是针颈 6 和颈 7 的夹脊，或者是针曲池穴，针曲池穴也是可以的，针上去以后做伸展动作很快就能缓解。

掌部疼痛

掌部疼痛，整个手掌痛，它属于颈 6、颈 7、颈 8 的纬属。所以在选穴的时候，可选颈 5、颈 6、颈 7 的夹脊，你说我不针这些地方，那你就针大陵。但是针上去以后不能做屈腕这个动作，做这个动作会疼。只能做抓握这个动作，他就不疼了，不疼就好了。要是针颈部呢，既可以做屈腕动作也可以做抓握动作，这些配合起来都很重要啊。

手背疼痛

再一个就是手背痛，手背痛还是针颈 6、颈 7 的夹脊，或者是针外关，针上外关也是这样，你比如说腕部的屈伸这个动作，这个手背可以做抓握这个动作，针颈部的时候可以做腕部的活动。

五指疼痛

五指痛，五个手指痛，或者这两三手指痛或者是一个手指痛，针颈 5、颈 6、颈 7 夹脊，或者是外关透内关，就可以治疗五指痛，其实跟掌部疼痛是一样的。

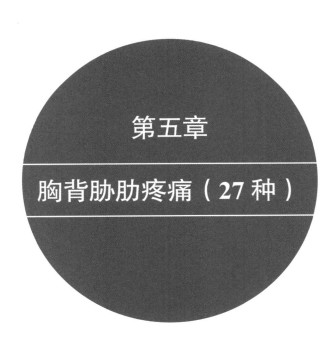

第五章

胸背胁肋疼痛（27 种）

第 1 肋间背痛

第一肋间背痛治疗的时候选什么穴位呢？选任脉上第 1 肋间的华盖穴，就刚才我们讲到的胸骨柄这个夹角对着第 1 肋间，那么我们就在这儿上下取穴就可以了，不要求那么精确。针这个部位它后边的痛就迅速消失了，一般是针下去立即就有效，半分钟都用不到。

第 2 肋间背痛

背部第 2 肋间这个部位疼痛的时候，一般都在肩胛下，就选任脉上第 2 肋间的穴位紫宫穴，这正对着第 2 肋间水平。这个好记，规律很明显。

第 3 肋间背痛

第 3 肋间背痛的时候就选用玉堂穴，就是膻中上面的一个穴位，就扎这儿就可以了，能迅速缓解。但是注意所有胸部的这种痛治疗时我们有一个要求，就是扎上针以后让他做深呼吸，做 5~6 个深呼吸，然后咳嗽 3 声，或者多咳嗽几声，疼痛没有了就行了。

第 4 肋间背痛

正对胸 4，胸 4 呢，就是膻中穴，正好位于第 4 肋间水平，男性正好与乳头对着，当然这是指的背部了，针前面两个乳头连线中点就是膻中穴，这个针上去疼，还是这样，深呼吸，咳嗽，做这些动作。

第 5 肋间背痛

那么第 5 肋间背部，背部第 5 肋间，就是在这个肩胛骨、肩胛角上边这个部位痛的话，就选用任脉上第 5 肋间的中庭穴，也就是膻中下 1 寸的这个部位，还是这样的操作，和刚才一样的。

第 6 肋间背痛

第 6 肋间背痛就是肩胛角，挨着肩胛角这个部位上背痛，就选用任脉上的第六肋间水平的鸠尾穴或者巨阙穴，平刺就行了，从上往下平刺，等于是两个穴位一下子都用了。也是深呼吸、咳嗽，还是这么操作，一定是手法和这个是同时的，不要单独扎针就是扎针，深呼吸就是深呼吸，一定是在行针的同时让他做深呼吸，行针的同时咳嗽。

第 7 肋间背痛

第 7 肋间背部，肩胛下角对着的部位，针任脉上脘穴就可以，大家注意：针这个穴位一定不要太深，有针感就行，因为涉及深呼吸和咳嗽，针得太深这个咳嗽就容易把内脏伤着，一定不要透过腹壁，就在腹壁上，根据人的胖瘦决定深浅。下面取穴都是这个要求。

第 8 肋间背痛

第 8 肋间背痛，就是肩胛角下方的背痛，针任脉上中脘，或是建里穴，在任脉上，这是胸 8 纬，前面正好是这儿。

各论·第五章　胸背肋肋疼痛（27 种）

第 9 肋间背痛

第 9 肋间背痛，就针下脘和水分，就是肚脐上边这一块，就针这一块就可以。

第 10 肋间背痛

第 10 肋间背痛，针天枢穴，或者是天枢肚脐两边，那么阴交穴是肚脐下面，肚脐下面这一块都行，上下错一点都没关系，还是做深呼吸、咳嗽，但是深度不要太深。

第 11 肋间背痛

背部再往下疼痛，要针刺气海和石门，气海是脐下 1.5 寸，石门离得很近，这一段正是胸 11 纬所管的区域，针这里，背部疼痛就好了。

第 12 肋间背痛

第 12 肋间背痛，针关元和中极，靠下的就可以做背部运动，因为上部的动不了，只能深呼吸和咳嗽，下面可做弯腰和转动，让患者去找那个疼痛。

第 1 肋间胸痛

前面讲的是背部。那么肋间胸痛，也就是前面痛怎么治？正好反回来。

胸 1 纬疼痛，脖子下这个地方痛的话，你就针胸 1 的夹脊，背部胸椎旁边的夹脊，这是安全的，一般针上去以后，做深呼吸、咳嗽，这个不受影响，咳嗽不会有任何安全隐患。

第 2 肋间胸痛

第 2 肋间的胸痛，我们就选胸 2 的夹脊，第二呢就是再往下一点，胸骨角的这个位置，再往里胸 2 夹脊就可以了。

第 3 肋间胸痛

再往下，乳头上方这个肋间如有疼痛，经常会有患者说这个地方痛，他能很明确地指出位置，都采用这种针法，胸 3 纬部位就扎胸 3 的夹脊。

第 4 肋间胸痛

胸 4 肋间疼痛是乳头水平，胸 4 纬痛扎胸 4 夹脊。女性乳头疼痛可以针刺胸 4 夹脊。

第 5 肋间胸痛

乳头下方疼痛，胸 5 的部位疼痛，扎胸 5 夹脊。

第 6 肋间胁肋痛

胸 6 纬的疼痛，再往下已经到肋弓这个地方啦，到剑突，选胸 6 夹脊。

第 7 肋间胁肋痛

胸 7，到了胁部，是胁部疼痛，针胸 7 夹脊。

第 8 肋间胁肋痛

胸 8 还是肋间、胁肋部位疼痛，针胸 8 夹脊。

第 9 肋间胁肋痛

再往下，第 9 肋间，胁肋疼痛，针胸 9 的夹脊，相当于肚脐上面这个部位，胁上疼痛，章门穴位附近的疼痛，这一块儿痛的时候，你就针胸 9 夹脊。

第 10 肋间胁背疼痛

胸 10 夹脊，是第 10 肋间，更好扎，胁背的疼痛，针胸 10 的夹脊，或者你就针天枢，也可以针前边，这两种情况就是前后都可以取，如果是前面肚子痛，一会儿我们专门要再谈。

第 11 肋间胁背疼痛

胸 11 是肋骨的最下面，也可以扎胸 11 夹脊，或针中极、关元。这些都可以。

腰腹腹股沟疼痛

腰腹部，腹股沟痛，扎胸 12 夹脊。腹股沟整个这块儿痛，针胸 12 夹脊，立即缓解。

心绞痛

心绞痛已经是内脏的疼痛了，心绞痛涉及的纬脉就是胸 1 到胸 6，范围比较大，穴位基本上选用胸 6 纬的，胸 6 纬就可以了，鸠尾和巨阙就在这个范围上，巨阙穴是心脏募穴，鸠尾穴是我无意中发现的穴位，我记得在武安中医院上班时，在旧楼上，有一个患者 49 岁，糖尿病、高血压、心肌缺血，然后胸闷、胸痛，针内关、膻中，怎么都不缓解，吃了好多药都不缓解，看着这个患者，我自己都冒汗。我想不是憋吗？我要是在胸腹之间给他下一针，会不会就像那个河堤一样，我给他提了闸，下去了是不是就好了？就是那么一个想象。然后我就给他鸠尾穴扎上一针，扎上针一分钟就好了，后来我就反复验证这个穴位，效果非常好，可以这么说比硝酸甘油快，一般在半分钟之内就止住痛了。另外还有一个穴位，就是至阳穴。至阳穴和鸠尾穴基本上是一个纬度上的，治疗心绞痛也很好，但是我觉得还是没这个方便没这个快，刚才我说的点穴，就点巨阙或者鸠尾，几个呼吸就能解决。

乳房疼痛

乳房疼痛，这个太多见了，记得有一次《健康报》的一位老记者到我们医院去看普外科，乳腺增生，看完后觉得和我比较熟来找我，给我说，来看这个乳房胀痛，我说给你扎一针吧，扎上针，立即就不痛了，针的是哪呢？胸 4 夹脊穴，为什么呢？只要是乳腺病、乳腺疼痛，你就放心地针胸 4 夹脊穴，疗效非常好。我记得有一次学生跟我一起出诊，针胸 4 夹脊穴，他们都体会过了，都是立竿见影，肯定用不了 10 分钟疼痛就没了，疗效是极好的，哪一个药也没有这个快，这个不需要配合呼吸。因为乳腺疼痛跟其他呼吸、运动、活动痛、躺下受压痛疼痛不一样，不需要配合呼吸，当然配合呼吸会更好。

吞咽胸痛

吞咽胸痛就是咽东西时觉得胸痛，实际上这时候往往有食管炎、食管周围炎，那么这个治疗就不是选一个穴位，你就选胸 1 至胸 5 夹脊穴，也别都扎上，隔一个扎一个，下次再换一个地方，这个也是立竿见影的。昨天我在看病的时候，有一个患者过来说要加一个号，没约，给他加了一个号，加了一个号后他又等不及，他说难受得不行，烧心得不行，在那儿坐立不安，又找人去跟我说想先看，大家都在那排着队呢，后来我说行，这个难受得厉害你们先让一下。然后就给他扎，扎了一个胸 7 的夹脊穴，他不是痛，是烧心，因为他是贲门癌做完手术以后吻合口炎，胃食管反流，然后烧心得很厉害，我给他扎上胸 7 的这个夹脊以后，大概是 1 分钟的时间，他说缓解多了，不超过 10 分钟这种特别烧心的感觉就没了。像这样的例子我们也常见，因为司空见惯了，我们不觉得是奇迹了。但是如果你没见过的话，你肯定觉得这简直不可思议。包括对患者本人来讲也是这样："我吃那么多西药，烧心都不能马上止住呢，你这个立即就止住了。"以后我们还会专门再讲这些非疼痛性疾病的针灸治疗。今天全部讲的是疼痛啊。好，这个胸部的咱们就讲这么多。

第六章

腹部疼痛（7 种）

剑突部位疼痛

剑突部位的疼痛针哪儿呢？针胸 6 夹脊穴。只要你觉得是在这个部位，不管是胃痛还是腹壁痛，都可以针胸 6 的夹脊穴。

上腹疼痛

上腹的各种疼痛可以选胸 7 的夹脊穴，本来胸 7 棘突下这是至阳穴，我记得以前看书的时候，我忘了是怎么讲的，说是在长春的时候，有个人肚子痛，怎么办呢，这个时候他就用穴位按压的办法来解除肚子痛，就是按至阳穴。这个上腹的疼痛我们就用胸 7 的夹脊穴，针上去非常好，这个比按压要快得多。

中上腹痛

中上腹痛就是针胸 8 夹脊穴。

脐上腹痛

肚脐上痛就是针胸 9 的夹脊穴，因为从纬属上来讲它还是胸 9 纬的位置，所以说在肚脐上面的疼痛，就针后面第 9 胸椎下面的夹脊穴。

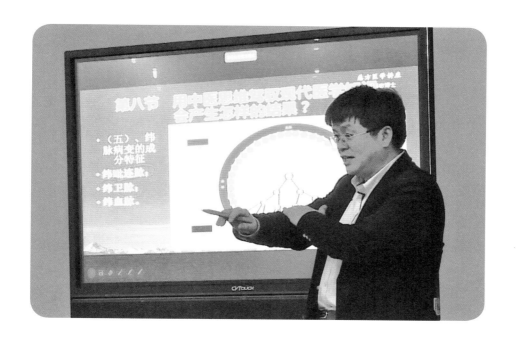

脐周疼痛

脐周疼痛就是针胸 10 的夹脊穴。脐周痛就针肚脐后边。

脐下腹痛

肚脐下边疼痛，就针胸 11 的夹脊穴。

腰腹腹股沟疼痛

腰腹腹股沟这个地方痛，就针胸 12 夹脊穴就可以了，也可以再加上腰 1 的夹脊穴。这个起效很快，也比较好记。

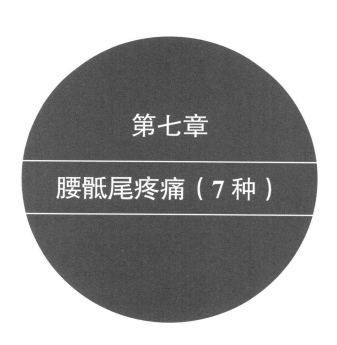

第七章

腰骶尾疼痛（7 种）

腰骶尾部的疼痛，这个在临床上非常常见的，经常看到有的大夫打着"专治腰腿痛"的旗号，其实你学完这几招你也可以专治腰腿痛。

第 1 腰椎区痛

第 1 腰椎区疼痛，针哪儿呢？针曲骨穴，大家知道曲骨穴在哪儿吧？就是耻骨联合上面，耻骨联合这个部位，你在那儿平刺，扎上去，这个腰痛就迅速缓解了。

第 2 腰椎区痛

那么第 2 腰椎区疼痛该针哪呢？它属于腰 2 纬度区域，针股部上 1/3 段的下部分，这个听起来比较绕口，这个大腿，上 1/3 的下部分，也就是中 1/3、上 1/3 挨着的地方偏上，这个地方的任何一个穴位，你扎上去，就可以治这个腰痛。那个腰 2 纬的那个神经节段在哪？你们翻一下这个图就知道了。要不说看文字不如看图，看图不如实际操作。一般就是垂直直刺就可以了。一般来讲，这个指的是前边和内侧，外边这一块是比较密集的。你就在这个股骨，这个前面这么扎，里边就靠下，就行了。即便没那么准确，也没有关系，因为互相之间还有一个联系，也会起作用的。当然还有其他的治疗方法，不一定选这儿，这儿不方便，夏天还可以，冬天很不方便。还有可以替代的一个穴位，这个你们可以记下来，这是另外一个变通，就要选水分穴，水分穴在肚脐上 1 寸，这个与纬脉理论没有关系了，是受另外一个理论指导的。

第 3 腰椎区痛

如果是腰 3 这个区域疼痛，这个就好取了，取血海或者是阴陵泉，经典的穴位，这个比较好取。

第 4 腰椎区痛

如果是腰 4 这个区域疼痛，就要针三阴交或者公孙，一般很少用这两个穴位来治腰痛，但是，对腰 4 区域的疼痛，你选这两个穴位就很好，公孙穴是脾经的。

第 5 腰椎区痛

如果是第 5 腰椎区域的疼痛，你就选足三里或者解溪。选一个就行，不一定都选，一个就够了。一般腰部的疼痛，除了选穴以外，还有一个要领，就是你给他针上针以后，一定让他做腰部的运动，这个腰怎么运动呢？就像转呼啦圈似的，先做水平方向的，晃呼啦圈，顺 3 倒 3。幅度呢，由小到大，这么慢慢地做。这样你会发现，你在给他捻着针，运动的过程中，他的痛基本上就没了，或者是轻很多。如果是很顽固的，时间很久的，已经痛了几个月、几年，当时可以缓解，但是也会反复，那么这时候，就要多针几次，那就不是一次能解决的。如果说，疼痛刚几天，或者是十天八天的，这个基本上一针就好了，如果一痛就来的就更好了。

骶部疼痛

再一个是骶部疼痛。骶部疼痛是骶 1 到骶 5 纬度的病变，下面这几个穴位可以任选一个，会阴我们肯定是不方便取的，其余几个穴位都是非常好的。比如昆仑穴，扎上针以后你就让他找这个痛，让他去体会，痛很快就缓解，解溪、承山、委中穴都是这样。穴位歌里经常讲腰背委中求嘛，都知道委中可以治腰痛，但其实其他的几个也都可以治腰痛。学完这个以后，你们就再也不会去较真说就这个穴位治这个病，别人选的那不对，就不会那样去看问题了。

尾骨疼痛

最后一个，尾骨疼痛，尾骨疼痛针哪儿呢？是针长强穴，与尾骨平行，尾骨向下，肛门在前，要这么往上针，但这个还是不方便，那么怎么办，有没有更方便的办法？有，这又是受我们另一个理论指导的，就是极联理论，上午咱们提到了，针哪儿呢？针廉泉，扎上廉泉，尾骨痛立即缓解。北京一汽车公司的书记来找我治失眠，结果给他治得挺好，我发现他不敢往后坐，给他沙发他都不敢往后坐，他就怕坐飞机起飞的时候，因为飞机起飞是后边给力，尾骨痛得不得了。他是怎么痛起来的呢？有一年下雪，他早上起来上班，一出楼洞就摔了，咣，四脚朝天摔在那儿了，就把尾骨给摔折了，摔出毛病了，完了就痛，始终解决不了。患者这次来给我描述了一件事情，他说，只要尾骨痛，舌头根子就痒痒。我说你既然一痛起来就舌头根子痒痒，我就给你舌头根扎一针试试。我扎上针后他再坐沙发就不痛了，就这么快。后来我在我的这个理论体系里发现，这是我的极联理论正好能解释的一个现象。这个部分我们后边还要讲，是上病下取。

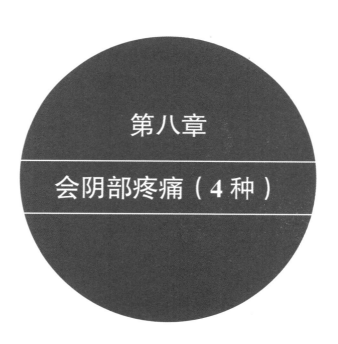

第八章

会阴部疼痛（4种）

阴茎与睾丸疼痛

刚才讲的是腰骶尾部的疼痛，接下来讲会阴部的疼痛。这个在妇科、男科都是非常常见的一个症状。这个阴茎与睾丸疼痛怎么针？它的病变属于骶2到骶3这一纬度上的病变，在骶部可以选上髎和次髎，如果不方便，就选公孙。公孙这个穴位不是按照纬脉理论选的，这是经验穴，非常好用。我记得在门诊上我让学生们扎了多例了，碰上睾丸疼痛、胀痛的患者，扎上公孙一般来讲5分钟之内基本上就可以解决的，非常快。包括精索静脉曲张、腹股沟痛，疼痛、胀痛都可以非常迅速地解决，如果反复发作的，治疗一段时间疗效还是挺巩固的，你配上药物就更好。

阴道疼痛

再一个就是妇科。阴道疼痛仍然选择上髎和次髎，或公孙。这个也是骶2纬到骶3纬的病变。

会阴疼痛

再一个是会阴疼痛。会阴疼痛的治疗选穴是中髎和下髎，或者是选用腰俞和公孙。公孙穴基本上是我治疗生殖系统必用的一个穴位，这个穴位实际上是受李少波老师的启发，李少波老师用公孙穴保胎，治疗习惯性流产，治疗崩漏，效果都很好。我们用这个治疗妇科疾病、肛肠疾病效果也很好。我记得有一次查房，有一个老太太脱肛两天了，原来脱还能回去，后面怎么都回不去了，我说来给你扎一针，扎上公孙穴，两分钟就进去了，非常快。所以说这个效果立竿见影。还有痛经也是针公孙，立竿见影。（学生问："贾老师泌尿系统呢？" 答："泌尿系统的疼痛也是可以的。"）

肛门疼痛

肛门疼痛针腰俞和公孙就可以了，这种疼痛缓解是非常快的。这个肛门疼痛，我见过这类病人，那是痛苦至极啊。针刺能够迅速帮他缓解这个疼痛，比吃药要快。

会阴部病变疼痛就讲这几个。

第九章

臀胯疼痛（3 种）

下面我们再讲一个臀胯部的疼痛。刚才有位同学问这个股骨头坏死怎么治，其实我们今天讲的，不知大家注意到了没有？我们没有讲哪个神经哪个肌肉，也没讲哪个骨头，对不对？不需要那么讲。如果那么讲的话你就不一定能治好病，你只要知道这个纬脉理论里面已经包含了皮肤、皮下筋膜、肌肉、骨骼、内脏。你就知道这个穴位它是所有的都调整，它不是只管一个。

臀部疼痛

这个我们只讲 3 个。臀部疼痛处于腰 4、5 纬和骶 1、2 纬，臀部部位的病变选穴就是腰 4、腰 5 夹脊，上髎和次髎。臀部疼痛除了从夹脊上选穴，也可以从太阳膀胱经上选，这样治疗臀部疼痛比你针环跳效果要好。

髋关节疼痛

髋关节痛可以是炎症导致的，也可以是股骨头的毛病，髋关节痛是一个腰 3 到腰 5 这个纬脉上的病变。选腰 3、腰 4、腰 5 的夹脊穴，你就在这上面针，这个胯部的疼痛就可以缓解。这个针扎上去以后，对这一部分的疼痛包括腰部的疼痛，还需要一个基本手法的辅助。如果是腰部疼痛，咱们很多人都是去做腰部的推拿，其实如果搞不清楚哪里有了问题，你按摩个啥呀！用多大力气、里边到底是哪坏了也不知道，就是在揉、按。其实一定要让他自己动。他自己怎么动呢？你给他扎上去以后，你可以先叫他趴在那，如果是趴着在那扎的，就让他来回轻轻地晃动，他那个腰部紊乱自动就调节过来了，比你那个揉、按强得多了。或者是你扎上其他的地方、远端的地方，让他自己动，绝对比按摩要高效得多。所以以后我的医馆是不开展按摩的，因为我们针灸比按摩快多了，按摩在我这基本是淘汰的。髋关节扎上针以后呢，你就让他做画圈的动作，让它屈伸，一定要活动，无论他是躺着也好，坐着也好，反正是要让他活动。腰部针扎上以后，大家注意啊，夹脊穴扎上去以后，是不让他自己动的，你可以固定在一个位置上，因为你要是不固定在一个位置上，我们那个腰部两边的肌肉都很有力，有时候你摸上去跟石头一样硬，是不是？它容易把针给弄弯。所以说，真正扎这个的时候，我们这个动的幅度是比较小的，那么要动的时候，我们是扎远端的穴位。你比如说，我们针腰3、腰4、腰5的夹脊，治疗髋关节痛，实际上我们还可以选腿上的穴位，选腿上动腰就没事了。这应该再加上一组，像腰4痛的话，你选哪个穴位？可以选公孙。腰5痛的话，选解溪。这个腰3痛的话，可以选委中。注意针只要是在肌肉附着点就可以运动，如果你扎到肌肉上了就不要运动。

坐骨结节疼痛

再一个就是坐骨结节上的疼痛。坐硬板的东西就觉得痛，这种情况他是骶1、骶2纬的病变。你给他扎上髎和次髎。还有一个穴位就是针跟腱，足跟的跟腱。针跟腱对这个疼痛也是速效的。而且这个针上，他可以活动，坐那来回活动找痛点，这些都可以。你针上髎，次髎，也不影响他活动，也是怎么方便就怎么来。

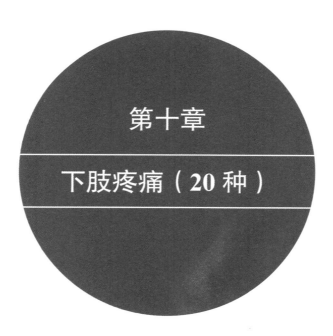

第十章

下肢疼痛（20 种）

股外侧疼痛

下肢疼痛的内容比较多，这个病太多见了，有 20 个。第一个是股外侧疼痛，我们经常遇到整个大腿外侧疼痛，那么你就选腰 2 到腰 5 的夹脊穴，也可以选足三里、梁丘、伏兔，从这几个方便的选。如果股外侧痛是活动痛，然后你就选这些夹脊穴，然后让他动一动，如果是股外侧痛与活动无关，你就选上以上几个穴位就够了，他那个痛也就缓解了，记住只要扎到肌肉上的就不动了。

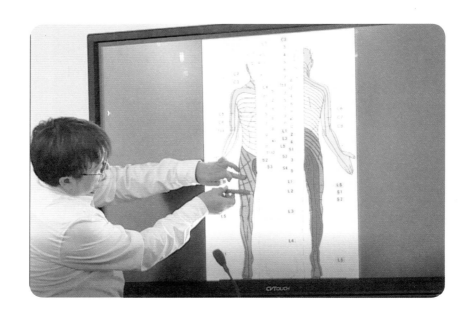

股后外侧疼痛

股后外侧痛，后边偏外这个痛是骶 1 纬的毛病，穴位在脊柱上选的话就选上髎穴，如果在腿上选就选委阳或者昆仑，这个昆仑也是在脚跟上，在跟腱前边这个地方，其实用跟腱也是可以的。这个扎上去以后治疗后边的疼痛效果是很好的。

股后内侧疼痛

股后内侧痛是骶2纬的毛病，就要针次髎，或者是针委中加一个太溪，太溪在跟腱里面正中这个位置。这几个穴位，针一个就可以，不要都扎上，都扎上就把患者固定住了。

股前侧疼痛

大腿前边痛是腰1到腰4的病变，治疗的时候就选它们的夹脊穴就可以，或者是在脚上选太冲，也是可以的。

膝关节内疼痛

膝关节内疼痛就是膝关节里边疼痛。昨天有一个患者就是膝关节里边痛，我们给他扎完以后迅速就缓解，这些跟我出诊的徒弟都知道，我经常针一个穴位：跟腱。针上跟腱以后的要领在哪呢，扎上去以后呢，一定是让他把那个膝盖抬起来，90°，就让他坐一个凳子，腿下垂，脚后跟在空中划圈，就是画圆呢，顺划倒划，很快里边就不痛了，这是一定要做的。你要是扎上不动效果就不好，这是跟腱。也可以加上解溪，跟腱加解溪，扎上去以后让他来做这个动作。再一个就是你用这个腰4、腰5、上髎、次髎，扎上去也是可以的，一般很少说治膝关节痛在这个地方扎，但是效果也是很好的。可以同时扎，也可以单独扎，我是崇尚少，一个解决了，另一个就不扎了。提供的方案多，但是真正用时不一定都用上。

髌骨疼痛

髌骨痛，膝盖痛，这是腰4纬的毛病，你就针腰4的夹脊，或者针髌骨的上缘，他这个疼痛就可以缓解了。

胫骨内侧髁疼痛

再一个就是胫骨内侧痛，就是小腿里边内侧前方这个部位，就是脚踝，整个这块儿属于腰 4 纬的毛病，你就针腰 4 的夹脊，或者是公孙。

胫骨粗隆疼痛

胫骨粗隆疼痛，这个在小孩比较多见，胫骨粗隆就是我们这个髌骨下缘，肌腱附着点，这个地方，因为小孩跑得太多，就容易把这个地方拉伤，局部就会肿起来，疼痛。胫骨粗隆痛属于腰 4、腰 5 的病变。针刺就针腰 4、腰 5 的夹脊就可以了。

胫骨外侧髁疼痛

胫骨外侧到踝部疼痛的话，它是腰 5 纬的毛病，就针足三里或者解溪，或者是腰 5 的夹脊。

小腿外侧疼痛

小腿外侧痛，其实跟刚才那个类似的，是腰 5 和骶 1 纬的毛病，这个外侧指的是对侧以及偏后的地方，这时要用足三里和昆仑，或腰 5 夹脊加次髎。

小腿内侧疼痛

小腿内侧疼痛就用腰 4 夹脊或者是公孙就可以了。

小腿后外侧疼痛

小腿后外侧疼痛，纬属骶 1 纬、骶 2 纬，就用上髎加次髎，或者就扎跟腱就可以了，跟腱不是穴位，是治疗部位。

踝关节疼痛

踝关节疼痛主要是腰 4 纬到腰 5 纬、骶 1 纬到骶 2 纬的毛病，那么选用的穴位有以下几组。一个是公孙、内庭、跟腱，在脚上扎上针以后让患者活动脚踝。再一个就是针腰部这几个穴位，腰 4、腰 5、骶 1 和骶 2 夹脊，也是针扎上后让其活动，一定是在活动中去找痛处。

外踝部位疼痛

如果疼痛局限在外踝部位，就针上髎或者针委阳，这两个穴位都是可以的。

内踝部位疼痛

内踝部位疼痛，就针腰 4 夹脊或公孙。公孙这个穴位用得太广了。

足跟疼痛

足跟疼痛在临床上太多见了，确实是不太容易治，尤其是特别胖的人，足跟痛不好治。这个病变的归属是腰 5 纬和骶 2 纬，治疗选穴一个是腰 5 夹脊，一个是次髎。另外，这种病人也是针扎上后就让其活动脚去找痛点，如果是站起来痛的，就让他站起来找，这个部位扎针是可以走动的。

脚掌疼痛

脚掌疼痛就给他针足三里和跟腱，这个针扎上以后脚掌疼痛就可以迅速缓解。以前我没有纬脉理论指导的时候，可能会针其他的好多穴位，但是现在应用纬脉理论用一个穴位就可以了，或者最多用两个。

足大趾外翻疼痛

足大趾外翻疼痛，我们经常会见到足大趾外翻的情况。前一段时间我们还有一个患者，足大趾外翻，这个次趾压在拇趾上，下不来，整天痛，一周买三双鞋都觉得鞋不合适，其实脚长得有毛病。我给他扎上针以后10分钟不到，那个次趾就自动下来了。我给他针的就是行间和公孙这两个穴位，就可以改善这种足大趾外翻疼痛。

趾跟疼痛

趾跟疼痛，脚趾跟，根部疼痛，不是脚跟而是脚趾跟，它一般是腰4纬、腰5纬那里的毛病。扎针时要看他涉及几个脚趾跟，从里到外太冲、陷谷、地五会，如果主要是里边疼痛就针太冲，如果是中间疼痛就针陷谷，如果五个脚趾都疼痛你就扎上这三个穴位，扎针后脚趾骨疼痛就会迅速缓解。

足背疼痛

足背疼痛，大多数是腰5纬的毛病，针刺足三里或解溪，这个针扎上基本上就是立竿见影，迅速缓解。

第十一章

针刺止痛辅助治疗秘籍

疼痛部分已经全部讲完了。那么在实践过程中这些疼痛不是说选准穴位就能够取得一个非常好的效果，这需要一些其他配合的办法。下面我们就再讲针刺止痛辅助治疗的一些办法，这样配合起来疗效才会好。

调神辅助：话术

第一节就是调神辅助：话术。大家别觉得这里就是安慰。刚才还有人说是欺骗。不是，话术其实是学问。就是你能帮助患者解决痛苦。你说话能给人治好绝对比你用针能治好水平高，肯定是这样。如果你不用针灸都能治好，那你就更好了。知道的方法越多越好。

那么话术呢，我们主要采用的有两种：一种是移神话术。就是你一定要让他感觉到很高兴。要让他有信心，告诉他针刺疗效好，这时候他就会主动来选择针刺。如果你说这个也行那个也行，都差不多，那他就不知道选啥了，所以说他自己心都乱了，你没帮到他反而给他添了乱。

那么再一个还要提到，针刺没有药物的不良反应。是药三分毒，针灸没有，顶多痛一下，是不是？这样的话他就愿意接受你的针灸治疗。另外针刺无毒，现代针灸都是一次性的，很安全，很多人不喜欢针灸就是因为咱们之前针灸针都是反复用，怕增加传染病，是吧，那你告诉他这个很安全，都是一次性的。

再一个就是现代针灸啊，这个进针的时候就像蚊子叮一下，不怎么痛。你先得给他说不痛。到底痛不痛？下一步的操作，移神。因为它毕竟还是一个针刺，它还会痛。那么怎么样能让他的痛再减轻呢？就是在非疼痛部位进针的时候，因为我们扎针是哪疼不针哪，那么在非疼痛部位进针的时候就要说，你看，你就做了一个针的动作，但是你的针并没有进去，问他痛不痛？不痛。在他回答不痛的时候进去，他真的感觉到没痛就进去了。所以说这些都是临床的技巧。进针以后你就让他仔细体会，看有啥感觉，这会儿就让他找这个痛，针的这个痛。因为针刺产生的针感，我不知道你们有没有体会？因为我都体会过每一个穴位。你比如说合谷穴。它的这个针感是两个层次，过皮时候痛，过皮以后就没啥感觉，大概到一公分左右的时候，有一个酸胀的疼痛。你再进针，它又没了。其实这个酸胀的疼痛还在你针的周围，但是没感觉了。再往里扎就又有一个疼痛。好，你再扎，就又没了。你退到那个层次，针尖到那个层次就又有了。然后你再退就又没了。再退到一开始那个层次你就又感觉到了。所以它这个针感啊你要落实在你的针尖上。我们在这个扎针的时候，要有针感以后再让他做其他的运动。你比如说我针一个远端的穴位，我针上去，等患者有了针感，然后再去做深呼吸、咳嗽，做这些动作。你要是没针感就去做，那个效果就差。这是话术里边，以及你操作的时候要注意的。

调气辅助：呼吸行针法

那么第二个就是呼吸行针法，调气辅助，说说呼吸补泻手法以及它的原理。

我们先说操作吧，当你有针感以后，吸气的时候轻轻往上提，呼气的时候轻轻往下按。无论是虚是实，都用这种手法。你说是补法就是补法，你说是泻法就是泻法，就这一种手法就够了。

这个肺呢，是主治节的。其实，我们人体有很多的节律。像心跳是有节律的吧！是很有节律的。那么比心跳节律再慢的节律是什么呢？就是呼吸节律。比呼吸节律再慢的是什么节律？是胃蠕动的节律。

心跳平均 80 次 / 分。呼吸的频率是 20 次 / 分，是心跳频率 1/4。那么胃肠道蠕动的频率是 4~5 次 / 分，又是呼吸频率的 1/4。再慢的节律就到肛门了，一天排便一次。这个节律从上到下，是逐渐减少的。那么这个节律里边是谁来控制？肺能让心率减下来，也能让肠蠕动增快。如果说我们没有呼吸了，或者是你到重症病房去你看，用呼吸机的人的情况，那个肚子肯定是胀的。你看那个肺心病的患者，不上呼吸机肚子也是胀的，因为肺的节律出了问题，肠的节律也就跟着出了问题，所以说节律很重要。肺主治节，治就是调理的意思，节就是节制的意思，就是在一定限度内控制它。肺主治节本来就是这个意思，我们的教材都讲成了五六个意思，五六个意思就不知道是啥意思了。所以说运用好肺主治节，运用到手法上来，那就起到一个四两拨千斤的作用。你看一呼一吸时我们的肚子动不动？所以说不要以为呼吸就是呼吸，呼吸的时候膈肌移动对整个腹腔脏器都是一个按摩，对不对？所以说为啥这个调息治病非常有效，其实很多人是没有想到的，但是事实就是这样。李少波老师跟我讲的时候，我就说，为啥这个胳膊、腿这些跟呼吸没啥关系呀，他说，实际上是有关系的，只不过是它的变化幅度比较小，你感觉不到，所以说也要随着呼吸体察，一定要和呼吸节律保持一致。另外说，这个肺呀，在我们人的生命当中，我们都知道，心跳停了，人就没了，实际上是呼吸停了人就没了。如果没有呼吸人肯定死了。人生下来的第一件事，就是呼吸，心跳本来就是带着来的，就没带呼吸。如果说呼吸没有开始，这个生命就肯定不能开始。所以说我们中医在讲十二经流注的时候，是起于肺，是不是？然后循环无端，就这么一直在进行着。因为生下来的第一件事就是呼吸，所以说生命从此开始。那么这个调息，根据呼吸来调整疾病绝对是最大的窍门。

运动辅助：太极操

下面就是运动辅助，刚才其实我都分别讲了，太极拳你要教呢，要学会还是不容易的，但是呢又想去帮助那么多人，后来我就把它简化成太极操。其实，很简单，因为太极所有的运动，它基本上都是圈，连直线都是一个特殊的圈，对不对？所以说，太极就是圈，它不管是什么样的圈，它都是个圈，所以说我们人体只要能动的地方，你让他做划圈的动作，哪怕不圆，他也是一个圈，只要做这个划圈，你看他在活动的时候，他周围所有的组织，都是一个协调的运动，对不对？你们有没有搞骨科的？有没有去骨科看过颈椎病？让你这么练那么练，练力量，是吧。其实光练你的肌肉是不行的，协调更重要，协调比力量更重要。所以说到划圈的时候，你的这个与运动相关的组织，出来一个协调的状态，那么一协调，就没有痛了，这就是太极的精华。也就是我们的每一个关节都尽量地去让它做这个划圈的运动，手腕、肘、肩、脖子都是这样。只要你针上去你都让他配合这个动作，迅速把他原来紊乱的结构调到正常，就能迅速缓解。这也是我不用按摩的原因，因为自身的力量要更重要，自己对自己最了解，比医生对自己的身体还了解。那么这个颈部太极操、上肢太极操、腰部太极操、下肢太极操……大家都可以发挥，也就是划圈就行。但是颈部的大家要注意，颈部的呢，是一定要从小到大，所有的都要这样，包括痛也是这样，让他划个大圈他痛，他不划了，一定是微微的，他一看小的不痛，再大点，慢慢再大点他还不痛，再大点，哦，没事了。那么脖子，如果是我们在转圈的时候，尤其是上了年纪的，他不转还晕呢，你让他一转他更晕，一定是要他先划小圈，还要慢一点，不能太快，顺划，一定还要配合倒划，不能朝一个方向一直划，一定顺划几圈，倒划几圈。这样的话，既不让他难受，又让他协调了。这是这个辅助疗法的太极操。

药物辅助

再一个就是药物辅助，就是针灸治疗还痛，还可以配合上止痛药。止痛，不是欺骗，是让他的活动功能运转起来以后，使他更加尽早地进入一个协调状态。镇静药有镇痛的作用，所以说有的时候可以吃点镇静的药物，比如安定等镇静药，而且这些药有松弛肌肉的作用，这样便于解除肌肉的紧张、痉挛等导致的疼痛，再一个就是按中医的辨证用药。这样就把针灸、药物和体疗、化疗结合起来，这样疗效就会有大幅度的提高。

今天我要给大家交流的基本上就是这些内容，在咱们开这个班之前大家可能在群里边看到了好多小视频，那都是现场录制的，好像用的方法咱们今天有的没讲，因为这是我的好几个体系，咱们以后还要分别来讲。我们今天讲的一直是纬脉理论的疼痛理论及临床应用，那么非疼痛理论能不能？能，怎么用？下一步，就是纬脉理论非疼痛疾病的治疗。另外还有就是我们提到的经脉理论，经脉理论治疗疼痛和非疼痛疾病应该怎么样来操作？光学了纬脉是不够的，以后啊，还有经脉理论，针灸治疗脏腑疾病，两者有何区别？这个针灸书里都有，你们就自己去看，因为这跟我这个理论体系不一样，但是呢，你听完我们的课以后再去看这个的时候，你会发现，基本上都涵盖在我们的理论体系范围内。

问答环节

【问题 1】急性胆、肾结石，急性腰痛，也按这种方法治疗可以吗？

答：可以，我之所以既没有去讲骨头，也没有讲肌肉，也没有讲过多的内脏，就是因为都是可以按这个来的。

【问题 2】小关节紊乱，如何理解从阴引阳，从阳引阴，以右治左，以左治右，上病下治，下病上治，扎患处对侧是否有效？

答：这个我们以后要专门讲的，这些理论我们都有，左病右取，右病左取，上病下取，下病上取，这些理论很有效，至于可以治什么，这个我们以后要讲。

【问题 3】如果由结构问题引起的疼痛，如小关节紊乱、椎间盘突出、骨刺等，单用针刺，效果如何？是否治本？

答：好，我先回答最后一个问题。什么叫治本？这个问题一般患者都会问，那么要搞清楚什么是本。同样是一个骨刺，你看在讲针刀理论的时候讲的是一个本，到内科讲的又是一个本，不一样，能否治本？只要他好了，一定是治了本，只要没好，老反复，肯定是没治本，这个本太笼统，不能有一个明确的回答。像这些单独针刺效果如何，首先你要知道，这些疼痛啊，虽然你看到有骨刺，但这个疼痛未必是骨刺引起的。有效没效？针刺肯定有效，这是毫无疑问的。小关节紊乱，这就是中医讲的岔气，中医讲岔气是什么啊？其实大多数都是小关节的紊乱，扎上针以后，基本上立即就能调过来，如果是一个习惯性的小关节紊乱，那需要针刺一段时间，让他不反复就可以了。

【问题4】请问针刺的深度？

答：要根据患者的胖瘦、大小，这个不能笼统地讲，所以做医生需要有这么一点点智慧。老师不能够说每一个穴位都教，都教了还是不行，为什么？人分高矮胖瘦，怎么讲都不对，所以说要根据具体的患者，在安全限度内操作。需要医生有这么一点点智慧。

【问题5】在配合运动时，针刺深度需要调整吗？

答：一般来讲，我们要让他配合运动，是不影响进针部位的运动，所以你不需要调整，你比如说，针内关，治疗肩膀和脖子痛，那你调深度干什么？不需要，该怎么动就怎么动，如果是针阿是穴，那可以调整深度。

【问题6】纬脉体系与西医的外周神经系统是什么关系？

答：我们讲的纬脉体系，其实上午讲了，不知道这个同学上午有没有听，纬脉体系与外周神经系统是吻合的，但是他不仅仅是神经系统，我们讲了几种联系，毗联关系、层联关系，以及卫脉，卫脉那就是指的神经系统，这三大块合在一起才是纬脉。

【问题7】面部疼痛针患侧还是健侧？

答：这个要看具体的情况。一般来讲针患侧，包括取穴，取病灶的任脉侧还是督脉侧，其实我们上午都讲到了，一般是选疼痛侧，至于左病右取，右病左取，这个我们以后要讲的。一般来讲取同侧效果最好，对侧取穴用于另外的情况。

【问题8】请问有新书出版吗？

答：本来我今天不想在这说，既然有人问那我就讲讲，我们连续几次讲下来以后，北京中医药大学校长跟我说，要作为我们中医药大学创新教材出版，只是你们今天听到的是我第一次的讲课，这部分内容整理出来后将收入创新教材。

【问题9】能否具体讲一下跟腱穴？

答：这个很简单，找到跟腱和足跟附着的地方，不要太高。针上以

各论·第十一章　针刺止痛辅助治疗秘籍

137

后，比如说治疗小腿痛，你让他做屈伸运动，他就不痛了，在动的时候能看到这个针只有上下的运动，不会有其他的影响。膝关节痛是针上跟腱以后做这个划圈，膝关节 90°，坐着或站着做这个划圈的动作，这都很简单。

【问题 10】颈椎痛、腰椎痛都有，又有头痛、手麻，这些是分开治还是同时治？

答：可以同时治，同时治更好。

【问题 11】夹脊穴不太明白，可否详细讲述一下？

答：其实学针灸的时候，大家应该学过华佗夹脊穴，主要指的是胸部以下，都是在棘突下旁开 0.5 寸。

【问题 12】针灸止痛的适应证是否首先要排除脏器或部位的痉挛性疼痛？如胸腹疼痛，止痛是否会掩盖疾病？

答：一般来讲止痛会掩盖疾病，但是针灸不会掩盖疾病，麻醉止痛药可以掩盖疾病，因为麻醉是从人的感觉层面上让你不知道，那个容易掩盖，这个针灸不会，我们经常会遇到有些疼痛扎上针也止不住，想掩盖都掩盖不住，如果能缓解说明它是有改善的。

【问题 13】如何针刺跟腱？

答：一般来讲你针刺到跟腱上就可以了，针刺跟腱脚掌和小腿呈 90°直角，找跟腱较平整的地方进针就可以。深浅这个你自己体会，在跟腱上扎过了，你就会有体会的。这个是不论多少厘米多少毫米的。

【问题 14】针刺手法除呼吸补泻外，还有什么其他辅助操作？临床效果如何？

答：其实针刺手法很多，但是在我这儿已经逐渐地在淘汰，因为我觉得不需要那么多花哨的东西。提插和呼吸配合起来，提插都不是做那么一个提插，只是随着呼吸做轻微的活动就可以了。以前各种手法我都是用过的，后来越来越觉得都是花拳绣腿，也就不用了。

【问题 15】今天下午讲的治疗方法是只能缓解暂时的疼痛吗？

答：如果是暂时的也是值得一讲的，何况不是暂时的。咱们刚才治过的几个同学可以告诉这位同学是不是暂时的，很多一次就好了。

【问题 16】痛风也可以用纬脉理论治疗吗？

答：可以，而且非常好，这个是我在临床上验证过的，原来我不敢相信一个代谢性疾病，按纬脉理论也可以治得很好。因为有一天晚上我值班，有位患者痛风，痛了 9 天，也吃了很多药，包括止痛药，都不管用。我晚上值班，就按纬脉理论给针了足三里。第二天早上患者跟我说昨天晚上太好了，睡了一夜的踏实觉，今天疼痛减轻了 90%。所以说我们自己经常被西医概念给捆绑住，认为针灸不能治疗代谢性疾病。其实不然，您想想痛风为什么只在这个部位痛，而不在别的部位痛？一定是这个层面上，纬脉层面上出了问题，才会在这个位置形成结晶，要不然没法解释为什么不在别的位置上痛。

【问题 17】上颈、中颈、下颈疼痛不分前后左右吗？

答：其实这一块我是分开讲的，一个是上、中、下，如果说上面整个都痛的话，您就按上、中、下就可以，如果说他是一侧痛，就如刚才所讲，一侧疼痛的治疗，都是可以用的，只不过是哪个更好。

【问题 18】针刺到骨膜如何理解？

答：针刺到骨膜，它的针感强，酸痛得厉害，产生的镇痛效果最好。

【问题 19】使用呼吸补泻手法，提插捻转就可以略去吗？

答：没有略去，首先在提插过程中找针感，找到针感以后，配合呼吸，这等于是一个关联性动作，而不是截然分开搞对立的，我们不要一想那个和这个就对立起来，这是我们做学问要防范的。

【问题 20】膝关节退化水肿、关节面硬化要如何针刺？可以彻底治愈吗？

答：后面这个问题我觉得这是患者问的，作为医生我估计不会这样问，也可能是中医爱好者问的。因为所有的病我们都不敢讲彻底治愈，也就包含能不能除根等，这我不讲的。所有患者来，包括感冒患者，我都不讲能包治好，因为包治好的去地摊上找，他们都包好，我就坐在这儿，不好的会来找我麻烦。所以我都不包好，一个也不包好，所以我的病人最多，包好的一直换地方。我们不说彻底治愈，不谈包好。对于这种骨关节退化水肿、关节面硬化，就是要综合治疗，如果说您这个病人没钱，我就根据治疗需要，用热敷，也是能治得好。如果说能够配合药物综合治疗，那效果就更好。

【问题 21】乳房疼痛由小节增生导致，针刺后止痛，能对小节增生有改善吗？

答：因为是这样啊，我们今天讲的是疼痛，重点是在解决他当时的疼痛。那乳房小节增生能改善吗？告诉大家，可以。因为我们后面要讲到非疼痛性疾病，对小节增生是可以改善的。我记得有一次在兆麟堂出诊，从东北来了个女患者，左侧乳房应该是外下象限的这个部位，有这么大一个肿块，那边当时第二天就要推上手术台，就要做手术了，结果她跑到北京来，来了以后我一看，我说我们扎一针试试，就给针刺了胸 4 夹脊，过了半个小时再一摸，小了很多。如果不是我亲自操作的，别人给我讲我都不会信的，我忘了那次学生是谁跟诊了，哦，钱博士跟诊了，当场你就可以看到，就半个小时，它就明显得变小。那么这个变小到底是怎么变小的？是什么东西变小？这我也没法解释，我只是摸到那个东西它变小，我也在琢磨这个道理。也许在它有病变的时候，它周围的肌肉也是处于一种紧张的状态，那么当我们给它针刺以后，在它周围的紧张、痉挛缓解以后，它是不是就变小了？这个我只是一个推测，我也不知道。但是，是有效的。

【问题 22】腰部针刺后，配合整脊可以吗？

答：其实，这些方法，为啥在慈方中医体系里边我不开展？因为我觉得根本没有必要，不需要，不需要去硬掰。因为什么呢？你扎上以后，他自己动绝对比你使劲掰它要自然顺畅得多，而且力量要大得多，而且他自己能做到恰到好处，你作为一个整脊的人员，你做不到恰到好处，所以说，有的人整完了更难受了。你们可以去体会一下。

【问题 23】请问胸部夹脊穴进针的安全深度？

答：夹脊穴是非常安全的，如果说你没有这种感性认识，建议你今天晚上回去以后就去那个羊蝎子馆，或者是买一些猪的腔骨，回去看一看，在它的棘突旁，你进针的时候，你看能进到胸腔不能，然后就知道有多安全了。它是不可能进去的，所以说没有任何的安全问题。

【问题 24】针刺夹脊穴与针刺膀胱经或督脉相应穴位有区别吗？

答：有一定的区别。就是你针刺膀胱经的时候，如果你是个生手，如果你的技术不熟练，你要是针到胸腔里边，会出现意外，但是针夹脊不会，肯定不会。那么针督脉的穴位呢，如果是双侧疼痛，也可以去针督脉的穴位，也不一定针夹脊，一针也可以。

【问题 25】小腿血栓导致的走路疼痛是否可以用针灸治疗？

答：这个需要药物治疗，针灸止痛也有效，但效果不是很好，因为它毕竟是一个缺血性疼痛，可以临时缓解，这个还是要解决供血的问题，就是刚才说的用药治疗在根本上去解决，把他的血栓给解决了。

【问题 26】是否有纬脉理论的有关书籍？

答：没有啊，因为这是我对中西医结合的思考，所以今天大家听到的是第一次，在北京大学我讲过一次，但是他们只听到一个名，没有听到具体的内容。今天大家学到的是具体理论，想进一步学习，我刚才说了，以后会有创新教材出版。

【问题 27】痛经的经期治疗和平时针灸穴位是一样的吗？

答：痛经平时和经期治疗还是一样的，一般情况下，她不痛也不会找你，她只有痛的时候才会找你。痛经呢，我发现药物治疗效果比较好。

【问题 28】请问第 1 腰椎痛针曲骨时的进针方向？

答：第 1 腰椎痛针曲骨的时候是平刺，也可以斜刺，刺到骨膜上就可以，沿着任脉的方向。

【问题 29】纬脉理论可以治疗全身各种疼痛吗？

答：今天讲的 120 个，还不够吗？已经够多了。你还能找出其他什么痛呢？

【问题 30】请问反应之气的走向？

答：反应之气的走向是从任脉走向督脉、从督脉走向任脉，因为在我们人体，首先适应感觉，才会有运动，所以说首先是信息往中枢神经传，然后中枢往外传，所以说它的走向基本是这样。这好像没太多需要讲的。

【问题 31】请求详解针刺和点穴手法。

答：点穴以后咱们单独讲，这个还是有一套，李少波老师讲了很多东西，咱们不能今天一下子讲完，我觉得你们已经消化不良了。

【问题 32】请问夹脊穴针刺方向？

答：方向垂直就行了。

【问题 33】夹脊穴是在棘突旁吗？

答：是在棘突下旁开 0.5 寸。

【问题 34】甲状腺肿大，但不痛，针灸会有效果吗？

答：这个可以试一试。因为一般不痛的病人，不愿意长期接受针灸治疗，如果说愿意，可以治，应该有效。